AF346816

T 31

T. 2657
c.

MEMOIRES

SUR

DIVERS SUJETS

DE

MEDECINE.

MEMOIRES

SUR
DIVERS SUJETS
DE
MEDECINE.

1. Et 2. Sur le Cerveau, principe de la génération. 3. Contre l'ébullition des Plantes. 4. Sur l'Abus des Huileux. 5. Sur la Pierre. 6. Sur la Rage. 7. Sur le Pouls. 8. Sur la conservation des Hommes bien faits.

Par M. Le Camus, Docteur-Regent de la Faculté de Médecine, en l'Université de Paris, des Académies Royales d'Amiens, la Rochelle, & de la Société Littéraire de Châlons sur Marne.

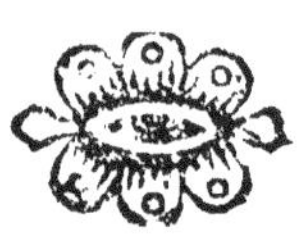

A PARIS,

Chez Ganeau, Libraire, rue Saint Severin, à S. Louis, & aux Armes de Dombes.

M. D. CC. LX.

Avec Approbation & Privilège du Roi.

*Neque inter nos , & eos qui se scire ar-
bitrantur , quidquam interest , nisi quod illi
non dubitant quin ea vera sint quæ deffen-
dunt ; nos probabilia multa habemus quæ se-
qui facile , affirmare vix possumus. . . cæteri
primùm ante tenentur adstricti , quàm quid
esset optimum , judicare potuerint : & ad
quamcumque sunt disciplinam quasi tempesta-
te delati , ad eam tanquam ad saxum ad hæ-
rescunt.* M. Tull. Cicero Academicarum
quæstionum , Lib. 4.

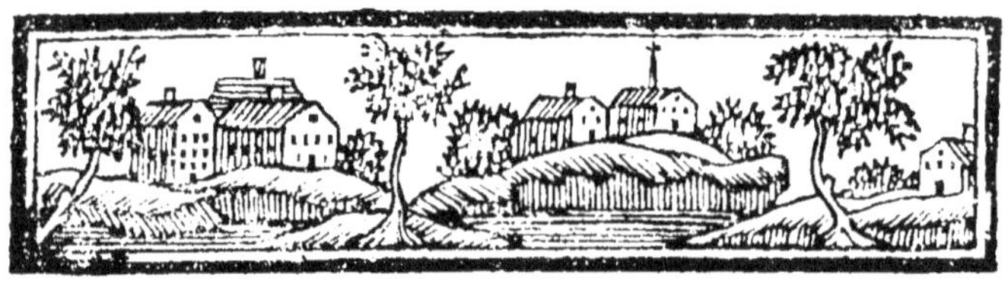

A

MONSIEUR LE MARQUIS

DE FEUQUIERE,

LIEUTENANT GENERAL
au Gouvernement de Picar-
die , Grand Bailli de Péron-
ne , Roye & Mont-Didier ,
Meſtre de Camp de Cavale-
rie , &c.

ONSIEUR ,

Si le deſtin m'avoit remis le
Livre de l'immortalité, je n'y

a

 # EPISTRE

inférerois que les noms de ceux
qui ont été utiles aux hommes,
& j'en effacerois ces Vainqueurs qui ont acquis le titre de
Heros par le sang répandu injus-
tement, ou par les malheurs cau-
sés dans les contrées qu'ils ont
parcourues & envahies. Ne m'ac-
cusez pas, MONSIEUR, de trop
de rigueur; je professe un Art qui
cherche toujours à conserver :
mais pardonnez-moi tant de sé-
vérité, vous dont le courage est
à l'épreuve, & dont les Ancêtres se sont toujours distingués
dans les hazards de la guerre

& des combats. Ils avoient
encore d'autres droits à l'immortalité ; vous les réuniſſez tous.
Vous chériſſez les ſciences , &
nous n'avons plus que ces
moyens pour être heureux , depuis que nous avons abandonné
la ſimple nature. C'eſt donc procurer aux hommes leur bonheur ,
que de proteger les moyens par
leſquels ſeuls ils peuvent y parvenir. Convaincu de ce beau zele
qui vous anime , je n'héſite pas
à mettre ſous vos auſpices un
Ouvrage où tout tend à conſerver la ſanté & la vie,

a ij

Je suis avec le plus profond respect,

MONSIEUR,

Votre très-humble
& très-obéïssant
serviteur
LE CAMUS.

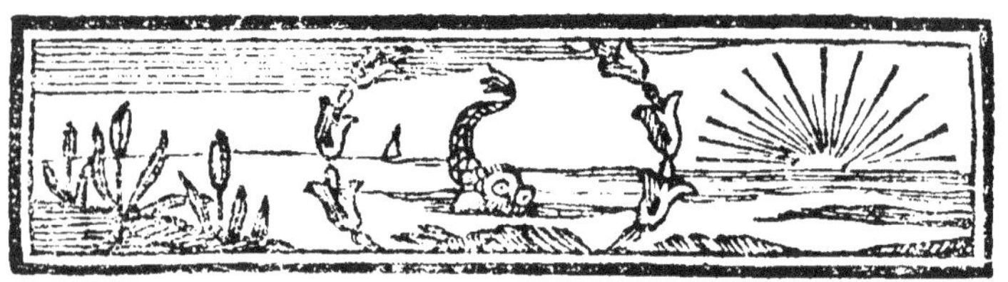

PRÉFACE.

S I le Scepticisme outré conduit à des erreurs particulieres & de peu de conséquence dans la vie civile, la trop grande crédulité maintient l'ignorance & favorise le fanatisme. Dans le choix de ces vices, le premier seroit préférable au second. Le Scepticisme limité est la mesure de la raison, la crédulité aveugle est toujours un défaut. Ce n'est que depuis que *Descartes* a introduit le doute dans la Philofophie, que les Sciences ont fait des progrès & que la raifon humaine s'eft perfectionnée. Auparavant on juroit fur la parole de fon Maître, & tout étoit décidé par une autorité. A préfent on penfe qu'*Ariftote*, auffi-bien que les plus célebres Auteurs, ont pu fe tromper. Ce doute philofophique paroît s'être introduit plus tard dans la Médecine-Pratique. La théorie fe perfectionnoit par de nouvelles découvertes, & la partie pratique qui eft la plus effentielle, reftoit dans le même

état. On a d'abord fuivi les Médecins Grecs ; après on s'eft
abandonné aveuglément aux
Médecins Arabes. Comme on
faifoit tout par routine, quelqu'un a élevé la voix en faveur
des Médecins Grecs délaiffés,
on eft revenu à *Hippocrate* &
Galien, & il n'y a pas trente
ans que rien ne fe décidoit que
fur leurs fuffrages. Auffi la Pra-
tique-Médecinale n'a pas fait
jufqu'à notre fiécle les progrès
qu'elle auroit pu faire, & les
maladies qu'on ne guériffoit
pas du temps des Machaons,
font encore réputées incurables

aujourd'hui. On ne peut donner de raiſon plus plauſible de cette inertie dans l'art des Eſculapes, ſinon que l'on a toujours été par le même chemin; que le fils a toujours ſuivi exactement ce qu'il a vu pratiquer par ſon pe-re ; que ce même fils auroit regardé comme un crime de s'écarter de la route déja frayée, & qu'il a cru que les moyens employés juſqu'alors étoient les meilleurs. Voilà ce qu'on a appellé juſqu'à préſent l'expérience dans la Pratique Médicinale. Qu'on me permette de le dire, voilà les effets de la trop grande crédulité. On en verra plus d'un exemple dans cet ouvrage.

Nous propofons d'abord un fyftême fur la génération, fyftême vrai-femblable , appuyé fur des faits & lié à la maniere uniforme dont opere la nature. Animaux & végétaux font produits de la même façon. Ils font produits par une graine, & le cerveau eft cette graine dans les animaux. Le fperme animal contient cette graine & paffe par les nerfs qui prennent leur origine du cerveau. Quelques anciens ont cru que la matiere féminale paffoit par les nerfs & n'étoit point filtrée dans les tefticules par le moyen des artéres. Plufieurs modernes , favans Anatomiftes, tels que *François Gliffon* (a) , *Gautier Charleton* (b) , *Thomas Wharton* (c) , *Lambert Velthufius* (d), *Antoine Everard*, ou le Cofmopolite (e) , *Rogers* (ƒ) , ont été du même avis. Mais ce

(a) *In anatome hepatis , cap.* 45.
(b) *In œconomia animali , exercit.* X. *p.* 203.
(c) *In adenographia , cap.* 29. *pag.* 182.
(d) *De generatione , in operibus pag.* 1321.
(e) *In Hiftoria naturæ , pag.* 2.
(ƒ) *In analeɗis Medicis , feu difceptazionibus , lib.* 2. *cap.* 1. *feɗ.* 6. & *lib.* 3. *cap.* 1. *feɗ.* 4.

qu'ils ont avancé comme une conjecture , nous en donnons la démonstration. Nous ne prétendons pas cependant avoir resolu tous les problémes qui concernent cette grande ques-tion : il en est quelques-uns que nous ne deciderons qu'a-près de nouvelles expériences. Nous disons bien , par exem-ple , la maniere dont l'acte de la reproduction se passe du côté de l'homme, mais nous n'avons fait aucune mention de la fa-çon dont il s'opere du côté de la femme. Par notre exposé on peut rendre raison comment un en-fant ressemble à son pere , à ses ancêtres, à toute fa race ; il eſt une graine qui provient de la même eſpéce de plantes animales, & qui ne dégénere du plus au moins qu'autant que le germe a été altéré dans fon développement, dans la terre où il devoit s'accroître, dans les mains qui lui ont fourni fa nourriture, & par mille autres circonſtances qu'il eſt inutile de détailler.

Il n'en fera pas de même, lorſqu'il s'agira de dire pourquoi un enfant reſſemble à fa mere, à fes parens, à fes ayeux maternels ; à moins qu'on ne fuppofe que quelquefois la mere fournit auſſi ſon contingent dans l'acte qui reproduit l'eſ- péce. Ce contingent ſera un cerveau flottant dans un fluide & ſortant de la maſſe moelleuſe renfermée dans le crâne & les vertebres. Les femmes fourniſſent-elles un pareil fluide dans la copulation ? C'eſt ce qui nous reſte à connoître , les nerfs ſeront-ils les canaux déférens de ce fluide comme dans les hommes? Quels ſont les nerfs qui ſervent à cette fonction? C'eſt ce qui nous reſte encore à examiner. Nous ne pourrons prononcer ſur chacun de ces articles , qu'après des expériences réitérées & difficiles dans l'exécution. Nous exposons seulement ici nos difficultés, afin que si quelqu'un veut suivre notre travail, il en voye toutes les conséquences & le chemin qu'il lui reste à parcourir.

Après avoir jetté un coup d'œil sur les animaux, & les avoir comparés avec les plantes, nous considérons séparément les végétaux, & nous examinons l'emploi qu'on en fait dans la vie. Nous remarquons que les principes des plantes sont sensiblement altérés par l'ébullition, & que la plus grande partie de leurs propriétés eſt diſſipée par cette méthode. Cette ſimple obſervation nous a conduit à conclure qu'on avoit ceſſé de faire uſage des plantes dans le traitement des maladies, & d'y reconnoître leurs excellentes vertus parce qu'on les adminiſtroit mal. Nous avons cherché, par des raiſonnemens juſtes & des preuves inconteſtables, à ramener au véritable but les eſprits ſéduits ou par l'abus, ou par les préjugés. Semblables à ces corps mus circulairement qui tendent toujours à s'éloigner du centre, on diroit que les hommes prennent plaifir à s'écarter de la nature où il faut fans cesse les rappeller pour les maintenir dans le bien. On diroit que, pour connoître la vérité, il faille une façon de penfer diamétralement oppofée à celle qui a été reçue jufqu'à préfent. Elle eft auffi bien cachée dans cette retraite, que dans le fond de ce puits où l'avoit placée le Philofophe.

Un autre objet non moins important où l'on voit l'étendue & la durée de l'empire de l'erreur, c'eft cette adminiftration prodigue de l'huile dans les affections de la poitrine, & dans toutes

les

les affections de la poitrine &
dans toutes les maladies où il
s'agit d'adoucir. Jufqu'ici on
ne s'eft point méfié de l'huile,
& on l'a regardée comme un
remede innocent, parce qu'elle eft douce au goût & lu-
bréfiante au tact. Cette appa-
rence de douceur lui a donné
tout fon crédit, & l'a fait employer fans crainte & avec pro-
digalité. Cet abus a conduit
plus d'une victime au tombeau. Il étoit donc jufte d'enlever à ce médicament fon maf-
que & de dévoiler au Public
toute fa perfidie.

On a difputé long-temps &

l'on difpute encore s'il y a de véritables lithontriptiques, ou des remedes capables de diffoudre la pierre dans le corps humain. Ceux qui en admettoient, avoient trop de confiance, parce qu'ils n'étoient pas éclairés par une théorie fuffifante, & qu'ils propofoient par conféquent des remedes inefficaces, ou du moins inutiles. Ceux qui n'en admettoient pas, jettoient dans le défefpoir les perfonnes affligées de cette cruelle maladie en les condamnant fans appel à une opération dangéreufe & cruelle, & ralentiffoient le zele

louable de ceux qui font diverses tentatives pour foulager les
malheureux dans leurs infirmités. La moindre attention fur
les principes que nous établif-
fons décidera bientôt la queftion. La pierre, ce corps dur,
qui croît quelquefois dans notre veffie, a d'abord été un corps
fluide dans nos veines. C'eft
originairement une glaire en-
fantée par l'abus des chofes non
naturelles ou par la difpofi-
tion primordiale des humeurs.
Par différens moyens on rend
à ce corps dur fon état primitif, l'on peut fouvent fans opération délivrer les hommes de

fupplices affreux & redouta-
bles.

Nous jettons enfuite nos regards fur la rage, autre tourment horrible des hommes
contre lequel on n'a pas trouvé de fpécifique affuré. Nous
prouvons que cette dange-
reufe maladie doit fon principe à un phofphore femblable
au feu électrique qui s'allume,
ou fe dégage dans les veines.
Nous aurions pu prouver cette
affertion par l'exemple de plufieurs perfonnes qu'on a trouvé
confumées & réduites en cendres, fans qu'on ait pu accufer
d'autre caufe qu'un feu inté-

rieur qui s'étoit développé dans leurs entrailles. Quoique l'on eût pu en citer quelques hiftoires, elles euffent paru trop merveilleufes pour mériter toute confiance fans autre examen. La matiere de la fueur, femblable à l'urine, engendre ce phofphore. Deux obfervations rapportées dans le Journal de Médecine (a), en fourniroient une preuve décifive. La premiere,

(a) Juillet 1757. par M. *Laurens*, Docteur en Médecine des Facultés de Montpellier & de Douai.

Août 1757. par M. *Lavirotte*, Médecin de la Faculté de Paris, Cenfeur Royal, & premier Médecin de l'armée du Haut-Rhin.

fur un payfan devenu tout à
coup hydrophobe, après avoir
éprouvé une chaleur exceffive,
& fans avoir été mordu par aucun animal enragé. La feconde,
d'une rage fpontanée dans un
jeune homme qui s'étoit découvert fans précaution tandis qu'il
étoit en fueur. Nous propofons
le camphre pour exterminer ce
monftre horrible, & nous fommes perfuadés par l'analogie
que c'eft une des meilleures
armes dont on puiffe fe fervir
contre lui.

On dit tous les jours que la
nature eft induftrieufe, & qu'il
faut fans ceffe lui arracher fes

ſecrets. Que ne diſons - nous plutôt que nos yeux ſont couverts de nuages , que la vérité eſt à côté de nous ſans que nous l'appercevions , que nous cherchons ſouvent la nature où elle n'eſt point. C'eſt un reproche qu'on pourroit ſouvent faire aux hommes qui ont l'imagination la plus vive & le plus de déſir d'apprendre. Moins pour avoir le ton prophétique , que pour s'aſſurer de la marche des maladies , le Médecin combinoit les ſimptômes afin d'en connoître l'évenement. Mais comme il lui manquoit ſouvent le vrai point de certitude , ſon pronoſtic mal aſſuré s'écrouloit & faiſoit rire de l'Achitecte qui l'avoit bâti ſur de ſi foibles fondemens. Il tâtoit le pouls, comme ſes peres l'avoient fait avant lui, & il ne ſe doutoit pas qu'il tenoit ſous ſes doigts le Protée qui devoit lui donner la réponſe à ſa difficulté, il ignoroit la maniere de l'interroger, voilà pourquoi il n'en étoit plus inſtruit après l'avoir ſerré contre le poignet. Cet examen ne lui étoit pas quelquefois plus utile qu'à cet empirique qui ſe contentoit de toucher le pouls de ſes malades avec le bout de ſa canne. Aujourd'hui le pouls

parle clairement , parce que
l'on fçait écouter fes conseilles ,
& que l'on entend fon langage :
la connoiffance du pouls devient la bafe de la Médecine-
Pratique , au lieu qu'elle n'en
étoit que l'acceffoire. C'eft ce
que nous mettrons en évidence par l'expofition de quelques
pouls qui nous ont paru avoir
un caractere particulier.

Enfin nous établirons les
caufes qui tendent à faire dégénérer l'efpéce des hommes bien
faits. Tous les jours on conful-
te les Médecins fur cet objet. Il
femble qu'on leur faffe des re-
proches de ne pas remédier à

cette dépravation. Comme plu-
fieursPhyfiologiftes ont allégué
des caufes fort éloignées, les
digues qu'ils leur ont oppofées,
font fans force & fans efficacité.
Préfumant avoir découvert les
vraies caufes, il nous a été plus
facile d'indiquer le rémede le
plus affuré. Si l'on trouve plai-
fantes les idées que nous avançons fur ce fujet, nous aurons
eu l'avantage d'amufer un peu
nos Lecteurs après les avoir oc-
cupés pendant quelque temps
de réflexions férieufes & inté-
reffantes. *Fas eft ridendo dicere
verum.*

MEMOIRE

MÉMOIRE

SUR

LE CERVEAU,

OÙ L'ON DEVELOPPE

le principe de la Génération.

ORSQUE j'entrepris l'ou-
vrage de la Médecine de
l'Esprit, je conçus le pro-
jet d'examiner la structure intime du
Cerveau ; je croyois dans cet instant
qu'il me suffisoit de m'en rapporter à
ce qu'avoient dit les plus célebres
Anatomistes qui en avoient décrit si

A

exactement la conformation fuperfi-
cielle, la différente configuration des
contours, des anfractuofités, des
éminences, des enfoncemens, des
épanouiffemens, des plis, des replis
que j'obfervois avec eux dans les deux
fubftances du Cerveau & du Cervelet. J'adoptai auffi fur la foi de plufieurs fçavans Phyficiens & Phyfiologiftes, une organifation particuliere du Cerveau, & en conféquence
j'établis tout le jeu chimérique des
fibres dont j'ai parlé pour expliquer
d'une maniere fatisfaifante les fonctions animales. je penfois avec eux
qu'il étoit néceffaire que le Cerveau
eût une organifation particuliere :
de-là, eft venu mon erreur.

Peu effrayé par les difficultés qu'on
avoit regardé jufqu'alors infurmon-
tables, je pris le fcalpel & je cher-

chai dans la substance du Cerveau,
des choses qu'avoit créé mon imagination , séduite par trop de crédulité. Je n'apperçois qu'une masse grisâtre, sillonnée par des rayons moëlleux qui se réunissent à une masse très - blanche. Peu satisfait , je ne m'en rapporte plus à mes yeux seuls qui ne me font pas voir plus d'organisation dans la substance du Cerveau , que dans une pelotte de cire , quoi qu'en dise *Stenon*. (*a*) J'ai recours à la loupe & au Microscope ; mais je

(*a*) De dire que la substance blanche n'est qu'un corps uniforme , comme seroit de la cire , où il n'y a point d'artifice caché , ce seroit avoir un sentiment trop bas du plus beau chef-d'œuvre de la nature. Discours de *Stenon* , sur l'Anatomie du Cerveau. Il est imprimé dans l'exposition Anatomique de M. *Winslow*. Voyez la p° 462. du Tome 4. part. 2.

ne fuis pas plus avancé, je n'apperçois aucune trace de fibres, excepté
les vaiffeaux qui fervent à arrofer &
entretenir cette maffe moelleufe. Je
ne me décourage point ; j'imagine
un autre expédient. Je fépare avec
dextérité toutes les parties du Cerveau, je les place fur un verre bien
blanc, je pofe une bougie fous le
verre , & en obfervant chaque
partie qui fait le fujet de mon examen, voici ce que j'y remarque.

1°. La fubftance corticale, ou gri-
fe du Cerveau m'a paru très-tranfpa-
rente & femblable entierement à une
gelée animale.

2.°. La fubftance médullaire, ou
blanche étoit plus opaque, & n'of-
froit à la vue aucune diftribution de
fibres, elle reffembloit à du lait caillé, ou plutôt à une bouillie fort
épaiffe.

3°. La glande pinéale dont la fubftance eft prefque toute corticale ,
tandis que fes péduncules font un
peu médullaires , m'a paru tout-à-fait
tranfparente. Pour examiner ce corps
dans tous les fens , je l'ai coupe
longitudinalement , enfuite j'ai coupé tranfverfalement une des portions
longitudinales. Je n'y ai remarqué
aucune opacité. Enfin ce corps refté
fur le verre , s'eft deffeché comme
une membrane , & a confervé fa
diaphanéité.

4°. Le corps calleux , ou centre
ovale , étant une portion de la fubftance médullaire , eft auffi très-opa-
que , & ne diffère pas de la fubftance médullaire. J'ai fait deux fections
de cette voûte, & je les ai placé fur le
verre , de façon qu'une portion mon-
troit la furface externe , tandis que

A iij

l'autre préfentoit la furface interne; je n'y ai apperçu aucune différence entre la fubftance médullaire , & elle a préfenté la même opacité.

5°. Les corps canelés font en partie tranfparens & en partie opaques. En effet ils font compofés de lames blanches & de lames cendrées. J'en ai examiné une coupe verticale & une coupe transverfale. Dans ces deux fections différentes , j'ai toujours vu les filets médullaires , opaques, & les filets corticaux fort tranfparens.

6°. Les couches des nerfs optiques offrent le même fpectacle que les corps canelés. Cela doit être puifqu'elles font blanchâtres à leur fuperficie , & que leur fubftance intérieure eft mêlée de gris & de blanc, ce qui y fait paroître , quand on les difféque , des raies différemment colorées à peu près comme celles des corps canelés.

7°. Les tubercules qu’on a appellé *nates*, dénomination qu’après le fameux *Stenon* (*a*) blàme M. *Winslow*, disant dans son exposition Anatomique, traité de la tête, n. 79. que les noms qu’on a donné à ces tubercules sont très-impertinens & ne marquent aucune ressemblance aux choses mêmes dont on les a tiré. Je suis d’accord sur l’impertinence ; mais pour la ressemblance, je la trouve très-vraie. (*b*) J’en dis autant des noms d’*anus* & de *vulva*. Voici ce que j’ai obser-

(*a*) Voyez ce discours déja cité. pag. 485.

(*b*) *Nates nominantur propter eam quam cum natibus habent similitudinem*, dit Grew. *Jacobi Grevini ad partium comp. delineationes expositio.* Elle se trouve à la

A iiij

vé dans l'examen de ces tubercules ;
leur furface qui eft blanche, eft opaque ; leur épaiffeur qui eft grifâtre,
eft tranfparente. Je les ai coupé dans
leur longueur pour les examiner avec
l'éminence qu'on appelle *Tcftes*

8°. Le cervelet étant compofé de
deux fubftances comme le Cerveau ;
il a offert le même fpectacle.

9°. La moëlle allongée qui fert
de bafe commune au Cerveau &
au cervelet, eft toute médullaire &
eft abfolument opaque.

10°. Enfin la moëlle épiniere eft
en partie opaque & en partie diaphane par rapport aux deux fubftances
dont elle eft compofée.

Il réfulte donc de ces obferva-

fin de l'épitome de *Véfale*. Voyez auffi la
nouvelle Anatomie raifonnée par *Daniel
Tauvry*. p. 216.

rions que le Cerveau , le cervelet &
toutes leurs parties font compofés
de deux fubftances dont l'une eft opaque & l'autre tranfparente. Celle qui
eft opaque , eft la médullaire ; celle
qui eft diaphane eft la corticale. On
fent bien que nous fous-entendons ici
les membranes telles que les méninges , le plexus choroïde & les
vaiffeaux fanguins. Pour mieux nous
affurer encore de la vérité de ces
faits , nous avons mis tremper dans
de l'eau froide , pendant deux jours ,
un morceau de fubftance corticale &
un morceau de fubftance médullaire :
ces morceaux examinés de la même
maniere que les précédens , n'ont
préfenté d'autre différence , finon
que la fubftance médullaire étoit beaucoup plus blanche ; mais cela n'a pas
empêché qu'étant placée fur le verre ,
elle ne fût opaque , & que la fub--

ſtance corticale ne fut diaphane.

11°. La ſubſtance corticale ſe deſ-
ſécha plus promptement ſur le verre ,
& forma une membrane auſſi tranſ-
parente & de la même couleur que
de la colle de poiſſon. Sur la ſubſtance médullaire , il s'eſt d'abord formé
une pellicule , comme il s'en forme
ordinairement une ſur la bouillie qui
ſe refroidit. Peu à peu cette croute
ſe durcit ; mais elle paroiſſoit avoir
moins de ſolidité & de cohérence
que la membrane produit par la ſubſtance corticale. Voyant donc que
tout ce que j'avois appris ſur la texture du Cerveau n'étoit qu'une illu-
ſion , je commençai à me méfier des
connoiſſances que j'avois ſur les uſages. Cette méfiance écarta loin de
moi tous les ſyſtêmes reçus juſqu'à-
préſent , & me fit entrevoir une lumiere qui pourra jetter un grand

jour fur les queſtions les plus impor-
tantes & les plus difficiles de la Phy-
ſiologie. Ainſi réduit au doute ou plutôt
à une ignorance parfaite ſur les fonctions de ces ſubſtances tant opaques
que tranſparentes que j'avois obſervé, j'eus recours à la voie d'Analogie.
Parmi les idées qu'elle m'a fourni ,
les unes ſont vrai-ſemblables, les autres
appuyées de preuves toutes réunies
forment un corps de doctrine probable & plus aſſuré que les ſyſtêmes &
les hypothèſes déja inventés pour expliquer pareils phénomenes.

Je conſidere le Cerveau comme le
noyau qui ſe trouve enfermé dans le
fruit des plantes, & qui contient le
germe de l'eſpéce qu'il doit reprodui-
re. Je m'explique.

1°. Dans un noyau on voit une
écorce dure & ligneuſe, deſſous cet-

te écorce une enveloppe membraneu-
fe, enfuite une amande dont la texture ne préfente qu'une fimple cohérence entre les parties. Ce que je
viens de dire du noyau peut s'appliquer à toute efpéce de graines, de
glans, de femences, &c.

De même le Cerveau eft défendu
par une boëte offeuffe ; l'intérieur de
cette boëte eft tapiffé par les méninges qui fervent à leur tour d'enveloppe au Cerveau. Ce Cerveau eft une
fubftance mollaffe & moëlleufe dont
les parties ne paroiffent que rapprochées fans avoir une forte cohéfion
entr'elles.

2°. En ouvrant une noix, vous trou-
verez dans chaque hémifphere deux
lobes bien féparés par une efpéce de
diaphragme fortement attaché à la
partie longitudinale & moyenne de

la coquille. Vous voyez encore à la
tête de la noix un cartilage ligneux,
demi - circulaire qui fepare les deux
lobes inférieurs des deux lobes fu-
périeurs. On croiroit que la nature a
employé tout cet artifice pour foutenir toutes les parties du Cerneau dans
le temps qu'il n'étoit qu'une morve ,
& empêcher que fes parties ne fe con-
fondiffent entr'elles.

De même le Cerveau eft partagé
en plufieurs chambres par des cloi-
fons particulieres. La cloifon fupérieure repréfente une efpéce de mé-
diaftin entre les deux grands lobes
du Cerveau. La moyenne partage le
Cerveau du cervelet. ; l'inférieure
divife la partie pofterieure du cervelet en deux petits lobes. La premiere qui eft longitudinale & falciforme,
eft appellée la faux de la dure mere ;

la feconde qui eſt tranſverſale , &
qui eſt comme une eſpéce de plan-
cher eſt la tente du cervelet ; la troifiéme qui a peu d'étendue & qui eſt
attachée à l'os occipital , eſt nommée
petite cloiſon occipitale. L'union de
ces cloiſons les tient réciproquement
fort tendues, de ſorte que la tente eſt
capable de ſoutenir un poids conſi-
dérable ſans s'abaiſſer , & que la ſaux
peut réſiſter aux efforts de côté &
d'autre ſans céder ni à droite ni à
gauche. C'eſt ainſi que les deux quarts
de ſphere du Cerveau ſont partagés
entr'eux ; c'eſt ainſi qu'ils ſont ſeparés
des deux lobes du cervelet. N'ap-
perçoit-on pas ici le même mécaniſ-
me que celui qui ſe rencontre dans
la noix, & ne pourroit-on pas dire
de même que toutes ces précautions
de la part de la nature n'ont été pri-

fes fans doute que pour empêcher la fubftance mollaffe du Cerveau, de s'abbaiffer & de mettre la confufion dans une partie où le plus grand ordre eft néceffaire? L'homme fait tant de mouvemens & en fait de fi violens qu'il n'auroit pu exifter un moment fans cette fage prévoyance.

3°. De la graine partent les tiges qui fe divifent en plufieurs branches.

De même, il fort du Cerveau plufieurs trôncs de nerfs qui fe partagent en une infinité de ramifications; de forte que celui qui voit pour la premiere fois une planche de Névrologie, ou un fujet dont on n'a confervé que les nerfs avec leur diftribution, s'imagine voir un arbre qui feroit dépouillé de fes feuilles.

Nous pourrions étendre plus loin cette comparaifon en faifant paffer

en revue les marons, le bled même
& tous les autres grains ; mais ceci
pourra faire l'objet d'un autre mémoire. Qu'il nous fuffife d'avoir rapporté ces traits de reffemblance. Nous
en avons dit affez pour faire voir
notre but & toute l'étendue de la
queftion préfente. Suivons feulement
ici les inductions qu'entraîne nécef-
fairement avec elle l'identité du
Cerveau humain & de toutes les fé-
mences. S'il eft indubitable que les
femences foient le principe de la germination, de la vie, de la végétation des plantes ; feroit-il hors de
vraifemblance que le Cerveau qui eft
un noyau animal fût le principe de
la fécondation, du developpement,
de l'accroiffement des animaux ? Non
fans doute, & c'eft ce que nous allons tâcher de prouver. Voici donc

l'homme

l'homme devenu plante , & tous les animaux qui rentrent dans le fyftême général des végétaux dont on les croyoit bien féparés : mais les en féparera-t-on encore s'ils font conçus , s'ils naiffent, s'ils font nourris, s'ils croiffent , s'ils meurent comme les plantes. Nous ne parlons ici que de la machine de l'homme , & notre intention n'eft pas de porter aucune atteinte au fouffle Divin qui l'anime. Nous prétendons feulement montrer que la nature eft uniforme dans la génération des êtres.

Hartfocker & Lewenoëck après des expériences réitérées , ont vu, ou ont cru voir dans la femence des mâ-les , des animalcules femblables à des vers. Andri, Valifnieri, & plu-fieurs autres ont été attachés à cette opinion.

B

Dalempatius a cru y appercevoir des efpéces de têtards qui, quittant leurs enveloppes, devenoient très-diftinctement des figures humaines.

Le plus éloquent & le plus perfuafif des Phyficiens de notre fiécle a reconnu des corpufcules flottans dans la matiere féminale, il les a appellés molécules organiques.

Dans une differtation imprimée dans un Mercure de l'année 1750. contre les ovipariftes & les vermiculiftes, l'Auteur croit que le fetus eft produit fous une forme fluide dans les véficules féminales du mâle par le concours du fang purifié dans les tefticules, & par celui des efprits qui viennent fe rendre dans ces mêmes véficules. Voici l'expérience décifive qu'il rapporte en fa faveur.

Un Phyficien exact & fidele, dit-il,

reçut de la femence humaine dans de l'eau claire & froide, au fortir du canal de l'uretre, dans laquelle il vit très-diftinctement, même fans le fecours des verres, un fétus blanc, de matiere opâque & fluide, dont la tête étoit d'un tiers plus forte que le refte du corps ; il pendoit aux quatre extrémités du tronc quatre filets qui formoient les bras & les jambes. Le même Phyficien a fait d'autres expériences & qui lui ont toujours fait voir dans la femence des animaux, des embrions de la même efpéce formés d'une matiere blanche & fluide, ayant une tête fort groffe & le refte du corps fort petit.

Quoi qu'il en foit ces animalcules, ces têtards, ces molécules organiques, ces embrions formés d'une matiere opaque & fluide, ne font

autre chofe que de petits Cerveaux,
nageans dans la femence. C'eft cette
bulle même qu'on apperçoit au moment de la fécondation & qui paroît
avant le *Punctum faliens*. Bulle que
plufieurs Phyfiologiftes ont eu raifon
de regarder comme le Cerveau même de l'animal. Ce Cerveau qui eft
une graine animovégétale, ou le
noyau dont doit germer l'animal,
pouffe dabord des racines pour s'attacher à un endroit d'où il puiffe tirer
fa nourriture, & il tient à cet endroit
de la même maniere que les racines
d'une plante font adhérentes à la
terre.

C'eft ici qu'il faut fe rappeller dans
la mémoire ce que nous venons de
dire de la compofition du Cerveau,
c'eft-à-dire de ce mélange de fubftances tranfparentes & opaques ;

on diroit que la fubftance tranfparente feroit formée de la partie la plus fluide de la matiere féminale , tant elle a d'analogie
avec elle ; tandis que la fubftance
plus opaque feroit formée de ces
filets plus opaques qui fe rencontrent
dans la femence. Dailleurs nous
prouverons plus amplement que la
femence elle-même eft une matiere
cérébelleufe. Il faut encore fe ref-
fouvenir de la facilité avec laquelle
ces fubftances fe convertiffent en
membrane & même en cartilage ;
qualité effentielle pour le développement de l'embrion. Nous entrerons
dans un plus grand détail fur cet
article , & nous alléguerons toutes
les preuves néceffaires.

SUITE DU MEMOIRE

Où l'on prouve que le Cerveau eſt le principe de la génération. Uſage propre & ſtructure véritable des Teſticules.

JE ne cherche pas ici à établir un ſyſtême, je tâche ſeulement à lier par le raiſonnement des expérien-ces ſoutenues elles-mêmes par d'au-tres expériences. Je tente de dévoi-ler un myſtere que la nature a pris tant de ſoin de dérober à nos yeux. J'ai dit dans mon précédent Mé-moire que le Cerveau étoit une grai-ne animovégétale qui ſervoit à la ré-production des animaux, & j'ai tâché de le prouver par l'Autopſie & par l'Analogie. Deplus, j'ai avancé que la femence contenoit un grand nombre de ces petits Cerveaux flottans ; c'eft ce qu'il s'agit de démontrer aujourd'hui. J'irai encore plus loin, je ferai voir que cette matiere féminale vient directement du Cerveau même : voici mes preuves.

Prenez une goutte de matiere féminale féconde , mettez-la fur un verre , laiffez-la fecher , vous y appercevrez un principe d'où fortent des filets qui fe diftribuent en une infinité de ramifications avec autant d'ordre que les nerfs fe divifent dans le corps humain. Je ne puis mieux comparer ces ramifications qu'à celles qu'on voit fur les lobes d'une groffe féve au moment de la germination. Grew & Leewenoeck nous en ont donné la figure : ces filets nerveux, féminales, paroiffent compofés des filamens blanchâtres qu'on remarque dans la femence ; il en eft ainfi de tous les nerfs du corps humain qui prennent leur origine & font formés de la fubftance médullaire. La partie la plus fluide & diaphane de la femence en fe defféchant fur le verre forme une pellicule tranfparente de même que la fubftance corticale du Cerveau , forme en fe defféchant une menbrane tranfparente , comme je l'ai obfervé dans mon premier Mémoire. Cette propriété eft particuliere au fperme , car les autres fucs lymphatiques , & cette lymphe épaiffie que l'on tire des bronches ne donnent pas le même phénomène. Il eft donc demontré qu'une goutte de matiere féminale féconde contient l s premiers rudimens du corps humain , & qu'elle ne les contient que

parce qu'elle eſt ſemblable à la matiere du Cerveau, qu'elle en a les
propriétés & qu'elle part du Cerveau,
comme nous le prouverons après que
nous aurons ſeulement jetté un coup
d'œil ſur la végétation de cette goutte
de ſperme ; ou plutôt ſur le développement de l'embrion.

Cette goutte de matiere ſéminale
lancée dans la matrice, qui, par ſa
chaleur humide eſt l'endroit propre
au développement de ce germe, ſe
gonfle & ne forme d'abord qu'un
Cerveau, ou une tête dont doivent
ſortir les extrémités comme autant
de branches. Je ſuis induis à le croire par le fait ſuivant.

Une fille âgée de 24. ans, eut ſes
regles ſupprimées quelques jours
après un commerce illicite , elle
laiſſa encore écouler huit jours, en

datant du moment que devoient paroître ſes regles ; mais rien ne paroiſ-
ſant, & craignant à juſte titre, d'ê-
tre déshonorée, elle prit dans ſon dé-
ſeſpoir les plus violens emménago-
gues pour ſe procurer l'éruption qu'elle déſiroit avec tant d'impatience. En
peu de temps elle y réuſſit ; mais elle
eut des coliques ſi vives & une hé-
moragie ſi abondante , qu'appréhen-
dant de perdre la vie , elle m'appel-
la à ſon ſecours & me fit ſecrétement
l'aveu de la cauſe du mal qu'elle
éprouvoit. Sans témoigner trop de
curioſité , j'examinai un caillot de
ſang qu'elle venoit de rejetter ; j'y
remarquai une eſpéce de bulle de la
groſſeur d'un grain de chenevis , ſur
laquelle je crus appercevoir les traces
d'une face humaine;à une extremité de
cette bulle,je vis de très-petites appen-

dices filamenteufes ; je l'ouvris & il n'en fortit qu'une efpéce de glaire blanchâtre. Tout m'indiquoit que c'étoit une tête qui renfermoit déja le Cerveau auquel je venois de donner l'iffue : ce qui m'annonçoit en même temps que l'avortement étoit fait ; je ne fus pas trompé dans mes conjectures. La fille raffurée n'eut par la fuite aucun fimptôme de groffeffe.

Quoique je n'aie que ce fait unique à rapporter , il doit cependant fuffire puifqu'il fe trouve autorifé par les obfervations de Moriceau qui nous a donné les proportions & la repréfentation du corps de l'enfant felon les différens temps de la groffeffe. (a) Dailleurs tous les Obfervateurs affurent que vers les premiers temps de

(a) Traité des maladies des femmes groffes. liv. 1. pag. 80.

la conception , l'embrion ne paroît
être qu'une tête ; qu'au premier mois
de la groffeffe , la tête eft auffi groffe
que tout le refte du corps , & que
dans un fétus plus avancé , la tête fait
plus des deux tiers de la maffe. Enfin il n'y a perfonne qui n'ait remarqué que la tête des enfans eft beaucoup plus groffe qu'elle ne doit être
proportionnellement aux autres parties de leur corps. Suivant mes principes, il fera facile de rendre compte de ce phénomène , puifque c'eft
une matiere analogue au Cerveau,
qui devient Cerveau elle-même ; Cerveau qui prend le premier fon accroiffement pour fournir enfuite le
germe au développement des autres
organes ; ainfi les lobes des graines
fe gonflent-ils d'abord pour pouffer
enfuite la tige & les racines.

Il ne me reſte plus à préſent qu'à montrer la route par laquelle paſſe cette matiere cérébelleuſe pour ſortir du corps humain, & être jettée dans un autre corps où elle recevra la vie & la croiſſance.

Les Teſticules reçoivent leurs nerfs des grands nerfs ſimpathiques, communément dits nerfs intercoſtaux. Nous n'ignorons pas qu'ils reçoivent encore des nerfs lombaires & des nerfs ſacrés qui communiquent avec les grands ſimpathiques : mais ils ne nous paroiſſent ſe diſtribuer qu'aux tuniques des Teſticules & ne ſervir qu'en partie aux uſages dont il va être queſtion. C'eſt le grand nerf ſympathique qui joue le plus grand rôle & qui ſeul va fixer nos regards.

Perſonne n'ignore la grande quantité de ganglions que forment les grands nerfs sympathiques : ces ganglions sont considérés par M. Winslow, comme autant de petits Cerveaux d'où naissent de nouvelles ramifications de nerfs; ce sont, dit-il, autant d'origines ou de germes dispersés de cette grande paire de nerfs. (*a*) Personne n'ignore aussi leur fréquente communication avec les principaux nerfs du corps humain. Ces grands nerfs après avoir formé les plexus cardiaque, hépatique, stomachique, renal, mésentérique, solaire ; donnent des filets nerveux qui accompagnent les vaisseaux spermatiques. Ce sont ces derniers filets nerveux qui s'épanouissent ensuite, & qui forment un nouveau ganglion

(*a*) Voyez son Traité des nerfs. N. 364.

fort confidérable, auquel on a donné le nom de Tefticules. Organe que tous les Anatomiftes ont regardé jufqu'à préfent comme une efpéce de glande, mais qui n'eft réellement qu'un vrai ganglion : tout tend à le prouver.

En effet ces grands nerfs fortent du bas ventre accompagnés des arteres & des veines, & enveloppés étroitement des membranes du cordon fpermatique ; arrivés aux Tefticules, ils fe dilatent, & forment la tunique albuginée ou tunique propre du Tefticule. A l'infpection feule cette tunique paroît toute nerveufe & le produit de l'épanouiffement d'un nerf. C'eft ainfi que le nerf optique forme le globe de l'œil par fa dilatation. De la circonférence de cette tunique albuginée fe détachent mille

petits filets nerveux qui compofent
une efpéce de trame ; ils font arrofés
par de petits vaiffeaux fanguins qui fe
divifent & fe foudivifent en un grand
nombre de ramifications.

Comme la diffection des Teſticules eſt fort difficile par rapport à la
flexibilité & à l'adhérence des membranes entr'elles ; voici l'expédient
que j'ai imaginé pour mieux m'affurer de la vérité de ces faits ; j'ai fait
bouillir des Teſticules dans de l'eau
fimple pendant quatre heures , ils fe
font bien raffermis & je les ai diffé-
qués beaucoup plus aifément. En coupant lateralement la tunique albuginée , on en fait fortir un corps el-
lipticofphéroïdal ou de figure olivaire qui s'eſt durci : de même qu'en
ouvrant la fclérotique on fait fortir
la prunelle après une cuiffon fuffifan-

te ,

te ; lorſqu'on détache ainſi ce corps olivaire , on voit très-diſtinctement toutes les fibres qu'il reçoit de la tunique albuginée qui eſt très-liſſe dans ſa ſurface intérieure , & où l'on n'apperçoit aucune trace de l'inſertion du cordon ſpermatique. On y voit ſeulement quelques vaiſſeaux ſanguins qui rempent & qui ſerpentent ſur cette ſurface.

Après avoir ouvert un Teſticule , je l'ai fait auſſi macérer pendant long-temps dans du vinaigre ; les filets nerveux ſe detachent aiſément de la tunique albuginée : de-là, ils paroiſſent ſe plier & ſe replier ſur eux-mêmes, de ſorte que quand on en allonge pluſieurs paquets & qu'on les abandonne enſuite à eux-mêmes , ils repréſentent aſſez bien la texture d'un crêpe ; ces filets ſont plus multipliés

& plus adhérens vers l'épididime.

L'épididime, ce corps que l'on peut regarder comme une appendice du Testicule, est composé des mêmes substances que le Testicule même. Cependant la tunique albuginée envoie de sa surface interne de fortes lames qui divisent les filets nerveux en différens paquets ; de maniere qu'en les coupant transversalement, on voit évidemment la même chose que quand on a coupé un gros nerf en deux parties ; c'est-à dire qu'on voit une masse formée de plusieurs petits faisceaux réunis. Enfin on ne trouve rien , soit dans l'épididime , soit dans le Testicule , qui ressemble à une glande , au contraire tout tend à prouver que c'est un ganglion ou l'expension d'un nerf.

La continuation de l'épididime qui

va senfiblement en diminuant, donne naissance au canal déférent ; ce
canal eft blanc, ferme & un peu ap-
plati : son tissu eft le même que
celui de la tunique albuginée. En un
mot il paroît un vrai nerf qui fort du
Tefticule comme ganglion , qui re-
monte dans la gaine des cordons
spermatiques,& qui fe porte ensuite
vers les véficules seminales. En coupant transverfalement ce canal on
en fait fortir une matiere blanche &
comme médullaire, de même qu'elle fort des gros nerfs : donc les Tefticules font des ganglions & non pas
des glandes.

Je pourrois alléguer en ma faveur
le raifonnement fuivant : fi les Tef-
ricules étoient des glandes , ils en feroient les fonctions : or ils n'en font
pas les fonctions. Toute glande fepa-

re une humeur excrémentitielle qu'on
ne peut augmenter à fon gré , & qui
ne peut être retenue fans léfer ma-
nifeftement l'économie animale ; il
n'en eft pas de même du fperme. Il
y a des temps fort courts , où l'on en
fait des pertes confidérables ; il y a
des temps fort longs, où l'on n'en perd
pas une feule goutte. Si l'on répond à la
premiere objection qu'il fe filtre de
nouveau fperme ; je prouverai que
l'efpace de temps eft trop court pour
donner lieu à une nouvelle filtration.
Si l'on répond à la feconde objection que le fperme eft repompé dans
la maffe du fang , je demanderai à
connoitre la route par laquelle il
paffe pour rentrer dans les vaiffeaux :
je paffe fous filence une infinité d'autres objections.

De tous ces faits & de tous ces rai-

fonnemens je penfe conclure avec
raifon que les Tefticules ne font pas
des glandes , mais des ganglions ;
que la matiere féminale n'eft pas une
humeur excrémentitielle filtrée dans
des glandes;mais que c'eft une matiere
qui vient du Cerveau même, puifqu'il eft certain que l'organe qui la
fournit prend immédiatement fon
origine du Cerveau,& que la femence
elle-même a une très-grande analogie avec le Cerveau ; de-là je con-
clus encore que le Cerveau eft l'organe primitif deftiné à perpétuer
l'efpéce , & le premier moteur dans
le développement de tous les animaux, qu'il eft la graine , le noyau ,
le germe du regne animal.

Si le fentiment de plufieurs Philofophes qui ont vécu longtems avant
moi , pouvoit me fervir d'autorité ,

je citerois ici Platon qui penſoit que la ſemence étoit un doux écoulement de la moelle de l'épine ; je citerois Pithagore qui diſoit que le ſperme étoit un fluide diſtillé du Cerveau ; (a) doctrine qui a été enſeignée par Alcméon ſon diſciple. (b) Je citerois Hippocrate qui donne les raiſons pour leſquelles la matiere ſéminale doit ſortir du Cerveau & de la moelle de l'épine.(c)Je citerois auſſi pluſieurs

(a) *Semen eſt cerebri ſtilla quæ in ſe con-*
tinet calidum vaporem ; hæc verò dum infun-
ditur Vulvæ ex cerebro ſaniem , humorem ,
ſanguinemque profluere : ex quibus caro ,
nervi , oſſa , pili , totumque conſiſtat corpus ,
ex eo autem vapore ſenſum atque animam
conſtare. Diogenes Laert. in vitâ Pithagoræ,
pag. 492. ex edit. Vincentii lugd. 1561.

(b) *Vid. id. ibid. in vitâ Alcmæonis , p.*
523.

(c) *Cujus rei iſtud eſt argumentum , quod*

Physiciens qui ont dit que la femence étoit le plus pur du fuc nerveux ;
mais tous ces Sçavans manquoient
des preuves Anatomiques que nous
venons d'alléguer; ils étoient conduits
à cette connoiffance feulement par des
inductions Phyfiques. Tout homme
fenfé s'en trouvera peu éloigné, s'il
fait attention à cette grande foibleffe,
à cet abattement fubit, à cet épui-
fement rapide qui arrive au moment
d'où l'on fort de livrer un combat
amoureux. Qu'on me permette de

ubi rem veneream exercemus, tantillo emif-
fo , imbecilles evadimus ; iftud verò fic fe
habet , ex toto corpore venæ & nervi in pu-
dendum procedunt. . . in fpinalem medullam
ex toto corpore viæ quædam feruntur & ex
cerebro in lumbos. . . . . at ubi in fpinalem
medullam genitura pervenerit , per venas
quafdam , quibus illi via patet , ad venas
fertur, Lib, de geniturâ. §. 1.

C iiij

m'arrêter un inſtant ſur le portrait d'un homme qui s'eſt trop exercé dans la lice de Cithère.

Celui qui s'eſt abandonné avec excès à l'acte vénérien, perd ſon embonpoint, ſes joues ſe creuſent, ſa vue s'affoiblit, ſes paupieres deviennent livides, ſes yeux ſont ternes, on ne s'apperçoit plus de ce feu qui y brilloit autrefois; toutes les fonctions de l'ame ſe font avec moins de liberté & de vivacité, la mémoire chancelle, l'imagination s'égare, la raiſon diminue, tous les ſens ſont dans une eſpéce d'engourdiſſement: preuve autentique que le Cerveau ſe deſſéche & ſe conſume. En pourra-t-on douter, ſi l'obſervation rapportée par Galien ſe trouve véritable. Il dit qu'on a vu quelquefois dans des hommes laſcifs le Cerveau tellement

diminué que cette partie n'étoit pas
plus groffe que le poing. Ce feroit
auffi une des preuves les plus convain-
cantes que le Cerveau fourniroit le
principe de la génération puifque cette maffe moëlleufe s'épuife par l'acte
qui l'opére.

Si la tête a fes langueurs, la poitrine eft auffi affectée de différentes
infirmités. Plufieurs deviennent phti-
fiques par de trop fréquentes careffes.
Ils ont une fiévre lente, une gêne dans
la refpiration, une foif ardente, une infomnie continuelle, une toux feche &
fatiguante ; l'eftomac ne fait plus fes
fonctions : de-là, toutes les maladies
qui naiffent des digeftions mauvaifes
ou imparfaites. Les Sécrétions font
fufpendues ou fe font mal : de-là toutes les maladies chroniques qui naiffent de l'obftruction ou de l'atonie

des viſceres. Les Jointures s’affoibliſ-
ſent, le ſang s’appauvrit, toutes les
forces ſont diſſipées : de-là les rhu-
matiſmes, la goute & toutes ces infirmités qui annoncent une vieilleſſe an-
ticipée & qu’on s’eſt procuré par l’excès de ſa lubricité.

Mais c’eſt dans les parties naturelles que l’amour fait ſes plus funeſtes
impreſſions. Je ne parle pas ici de
ces maux empeſtés qui, par un commerce impur, ſe répandent dans les
veines ; j’entends le délabrement
d’un organe qui a perdu ſon reſſort,
qu’il ne peut plus ni obtenir, ni acquérir, & cette ſtérilité qui eſt l’op-
probre du ſexe dont on ne porte plus
que de viles marques, ou plutôt les
honteux haillons. Les parties voiſines
ſe reſſentent encore plus que les autres de ce libertinage outré, & ſont

ainſi punies d'avoir contribué de leur part à l'excès des plaiſirs. Plus cette volupté a été grande, plus ſon excès a été pernicieux. Cette même volupté qui a été faite pour donner la vie, donnera bientôt la mort quand on en abuſera.

L'amour exige des ſujets robuſtes pour livrer ſes combats. Ceux qui ſont naturellement foibles, auſſi-bien que ceux qui ſont convaleſcens ne ſont pas en état d'obéir à ſes ordres. Ils ont beſoin de leur chaleur naturelle ſans chercher à la diſſiper avec les femmes. Cette diſſipation leur coûte toujours la ſanté, & quelquefois la vie ; comme il eſt arrivé à celui dont parle Galien qui n'étant pas tout-à-fait guéri d'une violente maladie, mourut la même nuit qu'il paya à ſa femme le tribut conjugal. Combien de vieillards ont trouvé leur tombeau dans un mariage avec de jeunes femmes pour lefquelles ils avoient conçu la plus ardente paffion. Combien de jeunes gens ont perdu toute leur vigueur & ont abregé le fil de leurs jours par un plaifir prématuré, pris à contretemps, ou au-delà des forces. Après ces exemples n'eft-on pas en droit de conclure que la liqueur féminale eft une matiere qui tient au principe de la vie ; que ce n'eft pas une humeur fimple filtrée dans une glande & fimplement utile ; que ce n'eft pas un excrément du fang travaillé dans un organe placé hors du corps par la nature ; mais que c'eft un fluide émané du Cerveau, qui prend fon cours par les nerfs ci-deffus mentionnés. C'eft la raifon pour laquelle en en répandant une fi petite quantité, le corps fouffre une altération fi confidérable. C'eſt la raiſon pour laquelle les gens de lettres ſont ſi peu féconds & ſi peu propres à l'exercice vénérien. Ils diſſipent leur eſprit à l'étude & emploient leur Cerveau à un autre uſage. C'eſt la raiſon pour laquelle ceux qui veulent conſerver les for-ces, ſoit de leur corps, ſoit de leur eſprit, s'abſtiennent d'habiter avec les femmes. Les Athlétes pour être plus robuſtes & plus vaillans dans les jeux Olympiques ne ſe marioient jamais. Les Philoſophes qui ont voulu élever leurs ames juſqu'aux plus ſublimes contemplations, ont fuit tout com-merce avec les femmes.

D'auſſi fortes inductions autoriſent ſans doute l'opinion des anciens qui penſoient comme nous que le Cer-veau étoit le principe de la généra-tion. Ils y étoient encore plus autorifés par le plaifir qu'on reſſent dans l'acte vénérien ; tous les nerfs y font tellement ébranlés que quelques Phyſiciens lui ont donné avec raiſon le nom de courte épilepſie. Combien encore ce plaiſir eſt-il aidé & augmenté par l'imagination ? Il perd tant quelquefois dans la réalité, qu'on feroit tenté de le regarder comme imaginaire. Dans des ſonges agréables la ſeule imagination donne toute la douceur de la réalité. Dans ces momens voluptueux de veille où les idées ſe portent ſur des objets laſcifs, la ſeule imagination anime la vigueur de l'organe deſtiné aux ſenſations les plus délicates. Si l'imagination eſt détournée, ſi elle s'arrête ſur des objets triſtes, ſi elle eſt frappée vivement par d'autres ſenſations, l'organe perd tout ſon reſſort, & c'eſt en vain qu'on

cherche à le rétablir. L'imagination
n'a pas le même pouvoir fur le cœur,
fur le poumon, fur le foie , fur les autres vifceres. Cet organe lui eft donc
plus direct , il eft donc auffi plus direct au Cerveau , en tirant la conféquence que les effets de l'imagination fe paffent d'abord dans le Cerveau.

Enfin fi je voulois profiter de tous
les avantages que me fournit la doctrine que je viens d'établir, je dirois
que fi le blanc de baleine , qui n'eft
que la cervelle de cet animal, a paffé
pendant fi longtems pour en être la
femence (a) , ce n'eft fans doute que

(a) Cette matiere a été appellée *fperma-
ceti* , parce que les anciens croyoient que
c'étoit la femence des baleines, qui na-
geoit fur les eaux de la mer , & qui étoit
pouffée fur le rivage où l'on la ramaffoit.

par la grande reſſemblance qui ſe trouve entre l'un & l'autre. Je rapporterois ce que dit Strabon de l'accouplement des Eléfans. Il prétend que proche les tempes du mâle, il y a un conduit, qui, dans le temps de la copulation, laiſſe échapper une émanation graſſe, & que ce même conduit eſt également ouvert dans la femelle *(a)*. Je citerois la maladie des

C'eſt la cervelle d'une eſpéce de baleine mâle, appellée Orca, Byaris, Cachalot. Il eſt étonnant, dit M. Lemery que l'origine de cette drogue ait été cachée ſi longtems; car c'eſt de nos jours qu'on ſçait qu'elle eſt tirée de la tête des Baleines. Le premier éclairciſſement qu'on en eut à Paris fut dans les Conférences de défunt M. l'Abbé Bourdelot. *Diſt. des drogues, Edit. de* 1689.

(a) Secundùm tempora ſpiramentum eſſe Strabo refert, per quod mas pingue quoddam

Scythes

Scythes qui devenoient impuiſſans ;
quoiqu'ils euſſent les parties naturelles fort ſaines. Hippocrate n'attri-
buoit pas la ſtérilité de ce peuple à
quelque ſortilége, ou à la fréquente
équitation, comme pouvoit le penſer
le vulgaire ; mais à la méthode qu'ils
employoient pour ſe guérir. Lorſqu'ils tombent malades , dit-il, ils ſe
font ouvrir les veines qui ſont derriere les oreilles. Après que le ſang
s'en eſt épanché en grande abondance,
ils s'endorment de foibleſſe. Les uns
ſe trouvent guéris à leur réveil , les
autres ne le ſont pas ; ils ſe perdent
par ce traitement : car il ſe trouve
des veines derriere les oreilles, qu'on

tempore congreſſus emittit , idque & fœminæ
tum patens. vid. etiam amphitheat. Zootomicum valentini ſect. 1. de Elephanto , pag.
4.

ne peut couper fans rifquer d'occafionner la ftérilité. (*a*) Alors ils ne
peuvent plus fournir qu'une très-pe-
tite quantité de femence, encore eft-
elle inféconde & fans énergie. La
plus grande partie de la matiere féminale vient de la tête & fe porte
vers la moëlle de l'épine; mais fon
paffage eft pour lors intercepté. (*b*)

(*a*) *Hac autem ratione medentur cum æ-*
grotare cæperint utramque venam poft aures
incidunt, cumque fanguis effluxerit, præ im-
becillitate fomno corripiuntur & obdormif-
cunt ; deinde alii quidem fani excitantur ,
alii minimè , ac mihi videntur hac curatione
fe ipfos perdere. Juxtà aures venæ funt quas
fi quis incidat , fectione fterilitatem indu-
cunt , &c. Hippocrat. *fect.* 3. *pag.* 76. Lib.
de aëre, locis & aquis.

(*b*) **Eunuchi** *eam ob caufam venerem mi-*
nimè peragunt , quia genituræ tranfitus ipfis
aboletur . . . . . at qui juxta aures fectionem

Telle étoit la doctrine de ce grand homme à laquelle les Physiciens modernes ont peu ajouté. C'est ainsi que Foesius ce célebre interprete des ouvrages immortels du pere de la Médecine explique ce phénomene. Par cet épanchement considérable de sang, dit-il, (a) le Cerveau devient

experti funt, ii quidem venerem exercent, verùm femen paucum imbecille & infæcundum emittunt. Si quidem magna feminis pars à capite fecundùm aures in fpinalem medullam fertur, ipfe verò tranfitus, fectione ad cicatricem perductâ, folidior evafit. Hipp. Lib. de geniturâ.

(a) Ex hac autem venarum fectione, nimiâ fanguinis profufione cerebrum imbecillius redditum & fpirituum animalium privatum ad reliquas obeundas actiones & generationem præcipuè minus eft idoneum. Etfi iftud quidam nervis præfectis tribuunt, quos poft aures ex fextâ nervorum conjugatione, in teftes & feminaria vafa deferri

plus foible , eſt privé de cette quan ʃ
tité ſuffiſante & néceſſaire pour l'exercice des autres actions & ſur-tout
celle de la génération.

Quoique cependant pluſieurs ,
ajoute-t-il , penſent que cette ſtérilité
provient de ce qu'on a coupé les ra-
meaux de nerfs de la ſixiéme paire qui
ſe trouvent derriere les oreilles , leſquels nerfs vont ſe diſtribuer aux
Teſticules & aux vaiſſeaux ſeminai-
res.

aſſerit Veſalius. not. 106. *in Lib. de locis,aëre & aquis.*

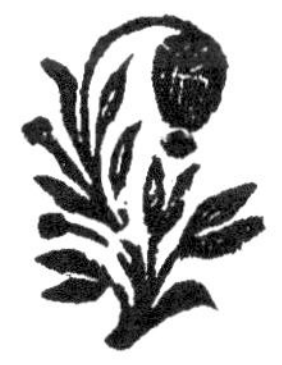

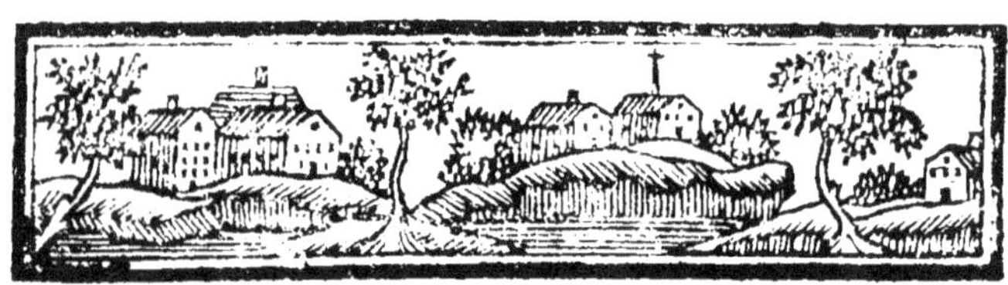

MEMOIRE
CONTRE L'USAGE
de faire bouillir les Plantes.

IL est fort difficile d'appercevoir certaines erreurs, sur-tout lorsque nous avons été nourris & élevés avec elles : il en est qui sont presque aussi anciennes que le monde, l'habitude nous les rend familieres, & nous ne les soupçonnons pas de nous écarter du bien, & de la vérité. Ces erreurs paroissent respectables par leur antiquité, & ce n'est qu'avec beaucoup de circonspection qu'il faut les attaquer, de peur de révolter contre soi tous les esprits. Encore ces er-

D iij

reurs doivent-elles fe maintenir quelque temps malgré les atteintes que
leur aura porté le zele éclairé d'un
Philofophe qui examine jufqu'au germe de fes connoiffances; parce que
la plûpart des hommes qui ont vieilli
dans certains préjugés, fe foucient
peu d'ouvrir les yeux à la lumiere,
ou de s'éloigner d'un chemin battu
qu'ils ont tenu eux-mêmes tant qu'ils
ont vécu.

Si nous en croyons les Hiftoriens
& les Poëtes qui ont taché de nous
tracer quelques idées fur l'origine du
monde & fur fa population, nos peres ne vivoient que de fuits cruds &
de légumes non apprêtées; leurs enfans ne tarderent pas à s'ennuyer
d'un régime fi fimple, ils fe procu-
rerent différentes commodités; ils
devinrent plus fenfuels, & applique-

rent l'ufage du feu à la préparation
de leurs alimens. C'eft à cette épo-
que, fans doute, qu'il faut fixer la
pratique de faire cuire & bouillir les
plantes; pratique ufitée jufqu'à nos
jours, mais pleine d'abus que nous
voudrions voir réformés, parce qu'ils
font préjudiciables. Ce n'eft pas l'envie de foutenir un paradoxe qui nous
fait tenir ce langage. Ce ne font pas
des motifs particuliers qui groffiffant
les objets à nos yeux, nous font enfanter des chimeres pour avoir le
plaifir de les combattre. Nous fommes fondés en preuves décifives, &
pour n'avancer d'abord que les raifons générales, nous difons qu'il n'y
a aucun genre de plantes dont les
principes puiffent foutenir l'ébullition
fans être décompofés ; que les plantes font d'une texture fi délicate,

qu'elles ne peuvent réſiſter à l'impreſſion violente du feu ſans changer abſolument de nature , & ſans perdre
l'eſſence qui les rendoit utiles.

Delà vient le peu de ſuccès qu'en
Médecine l'on obtient des bouillons ,
des ptiſannes , des apoſemes & autres boiſſons médicamenteuſes faites
avec des plantes. Lorſque ces mêmes plantes ont ſouffert une longue
ébullition , on n'en préſente que les
débris aux malades qui ſe plaignent
que les ptiſannes ne paſſent point ,
qu'elles ſurchargent leurs eſtomachs,
qu'elles augmentent leurs tourmens.
En effet, aux mauvais levains contenus
dans les premieres voies on en a ajoûté
de nouveaux qui ſont tenaces, viſqueux,
peſans , terreux , & difficiles à digérer. C'eſt ainſi qu'on accable des malades qui demandent à grand cris de

l'eau pure, plutôt que ces boiſſons faſtidieuſes & chargées d'un poids inutile & même nuiſible. Ils auroient été guéris ou du moins ils auroient obtenu un ſoulagement notable, ſi l'on ſe fût rendu à leur empreſſe-ment ; mais ſous prétexte de ne leur accorder que ce qui leur eſt le plus convenable, on prolonge leurs maux, & on les conduit peut-être au terme fatal où tous les hommes doivent ar-river plus ou moins tard, ſuivant la vigueur de leur conſtitution. C'eſt ainſi que l'on devient homicide par commiſération.

Il eſt donc important pour la ſanté & la vie des hommes, que nous exa-minions ſi les plantes doivent ſouffrir l'ébullition.

Après un mur examen, nous croyons devoir embraſſer la négative ; parce que toutes les plantes fe décompofent en les faifant bouillir, parce que par l'ébullition on n'extrait pas toujours des plantes les principes les plus utiles, & qu'elles ne peuvent, par conféquent, produire alors l'effet qu'on en attendoit. C'eft ce qui paroîtra évident par le détail où nous allons entrer.

Les plantes peuvent être diftribuées en huit claffes générales.

1°. Les plantes aromatiques.

2°. Les plantes qui contiennent un alcali volatil.

3°. Les plantes acides.

4°. Les plantes mucilagineufes.

5°. Les plantes aftringentes.

6°. Les plantes qui renferment un fel volatil.

7°. Les plantes aqueufes.

8°. Les plantes réfineufes.

§. I.

On ne doit point faire bouillir les plantes aromatiques. Elles ont un efprit recteur, & une huile effentielle, qui fe diffipent bien vîte par la moindre chaleur. Pendant l'été, parcourez des jardins ornés de fleurs qu'échauffe le foleil, vous fentez un odeur agréable fans approcher de la fleur même qui la repand ; toute l'atmofphère eft parfumée d'une maniere fenfible. C'eft l'efprit recteur qui fort avec rapidité de la plante qui tranfpire, c'eft lui qui s'exhale par la feule chaleur des rayons du foleil. Que fera-ce quand il fentira l'impreffion de l'eau bouillante ? Il s'envolera avec précipitation, & fuira auffi vîte que celui qui s'échappe d'une maifon embrafée par le plus terrible incendie.

Or, c'eſt dans l'eſprit recteur que réſident les qualités ſpécifiques des végétaux, leur odeur & leur goût. Boerrhaave prétend que cet eſprit inné & contenu dans le baume ou huile eſſentielle de la plante, n'eſt ni huile, ni ſel, ni terre, ni eau, mais quelque choſe de trop délicat & de trop ſubtil pour qu'on puiſſe le ſaiſir ſeul & le rendre viſible. Sitôt qu'on le laiſſe envoler de quelque ſubſtance, par exemple, de l'huile de Romarin, elle perd abſolument toute ſa bonne odeur. Cette étincelle de vie, cette ame des végétaux, ſi l'on peut ſe ſervir de cette expreſſion, s'évapore ſans aucune diminution ſenſible de l'huile ou de l'eau qui la renfermoit. Un grain de muſc peut répandre ſon odeur pendant cent ans & la communiquer à tous les corps qui l'environnent, fans une diminution apparente de fon poids.

On a donc raifon de ne demander que les infufions de fauge, d'hyffo-pe, de thin, de romarin, de lierre terreftre, de meliffe, &c. des fleurs qui portent avec elles une odeur agréable, telles que le faffran, la violette, les rofes, le fureau, le til-leul, &c. Une chaleur trop forte dif-fiperoit promptement ce que ces feuil-les, ou ces fleurs ont de plus précieux, c'eft-à-dire, cette partie aromatique que la nature a travaillée avec tant de foin dans les entrailles de la terre, dans les organes de la plante, & dans un tems où toute la féve eft en action. L'exficcation feule que l'on fait de ces plantes, même à l'ombre dans un endroit un peu chaud, lorfqu'on cherche à les conferver pour une faison où la terre n'est plus couverte que de frimats, leur dérobe une bonne portion de leurs parties mobiles & volatiles qui les annonçoient de fort loin à l'odorat, delà vient que l'activité des aromates est toujours plus grande lorsqu'ils sont frais, que lorsqu'ils ont vieillis ou qu'ils sont secs.

Nous pourrions ranger dans cette famille de plantes, celles qui sont amères, & qui portent presque toujours avec elles un goût aromatique, telles que l'absinthe, la véronique, les capillaires, le thé, &c. Ces plantes doivent être privées de la plus grande partie de leur action & de leurs effets, lorsqu'elles ont souffert une trop longue ébullition. Il ne reste plus alors que les débris de leurs principes ; ce sont des cadavres sans

vigueur, & des ſquelettes abſolument deſſechés.

§. II.

On auroit également tort de faire
bouillir les plantes qui contiennent beaucoup d'alcali volatil, &
qui ſont nommées pour cette raiſon
plantes animales. Tels ſont les creſ-
ſons, le raifort, le cochléaria &
toute la famille des cruciféres, ſur-
tout les plantes qui nous ſervent journellement de nourritures, comme les
choux, les navets, les raves, la moutarde, &c. Ajoûtez encore les oignons, les porreaux, les échalottes,
la ciboule, &c. Le ſel de ces plantes
eſt ſi volatil, qu'il s'échappe par la
moindre chaleur. En effet, met-on
un peu de moutarde dans la bouche,
la chaleur ſeule de la langue & du

palais développe ce fel , le fait évaporer ; alors il paffe rapidement par les narines , pince affez fortement la membrane pituitaire , & fait pleurer celui qui avoit voulu l'emprifonner dans fon eftomac. Si vous faites cuire fous la cendre un oignon , dont la vapeur étoit fi fubtile & fi piquante , qu'en le regardant vous ne pouviez vous empêcher de verfer des larmes par rapport à l'irritation qu'il caufoit à vos yeux & à votre nez , il devient doux & fade par cette cuiffon qui diffipe cette vapeur auffi divifée que la fumée , & qui en produifoit les mêmes effets.

C'eft dans leur alcali volatil que confifte toute la vertu des plantes cruciféres , ou animales. Si vous les en dépouillez , il ne refte plus qu'une fubftance terreufe & fans action.

C'eft

C'eſt donc en vain que pendant des mois entiers, un malade prend des bouillons ou des apoſêmes dans leſquels on a fait bouillir des herbes anti-ſcorbutiques pour rectifier la maſſe du ſang. Les ſymptomes ne diminuent point, le mal reſte toujours le même, & fait quelquefois des progrès malgré la barriere qu'on penſe lui être oppoſée. Les choſes doivent arriver ainſi,& il y auroit lieu d'être ſurpris ſi elles ſe paſſoient autrement. Nous ſuppoſons les indications bien priſes, & qu'il n'y ait que les ſeules plantes anti-ſcorbutiques qui puiſſent donner quelque ſoulagement au malade. Ces Plantes ne produiront pas leur effet, ſi avant de les faire prendre on les dénue de toutes leurs propriétés. C'eſt ce que fait préciſément l'ébullition dans le cas proposé ; elle enleve aux plantes anti-scorbutiques le sel volatil qui auroit rendu au sang ce principe actif dont il étoit dépouillé. De-là le peu de succès des boissons anti - scorbutiques dans les maladies longues & opiniâtres, dans les maladies où le sang a dégénéré, dans les maladies où l'on soupçonnoit un vice scorbutique. Ce n'est pas la faute du reméde;ce défaut est dans la méthode de celui qui l'administre, & il doit réussir lorsqu'il sera employé par un homme intelligent.

Mais que peut faire de plus un homme intelligent avec le même reméde qui se trouve sans efficacité entre les mains d'un homme peu clair-voyant?Il prescrira seulement les sucs de ces mêmes plantes;il fera épurer ces mêmes sucs sans leur faire perdre leur alcali volatil ; il les aiguisera même avec l'efprit ardent de cochléaria pour leur donner plus d'activité, ou leur rendre ce que l'air feul aura pu diffiper ; il fera ajouter quelques cuillerées de ces fucs dans des bouillons médicinaux encore chauds fuffi-famment, & qui ne doivent plus être préfentés fur le feu. C'eft ainfi qu'on peut conferver un bien qu'on diffi-poit fans le vouloir, c'eft ainfi qu'on s'affurera des fuccès avec des armes qu'on avoit déja regardées comme inutiles, ou inefficaces.

On nous objectera que fi les plan-tes crucifères ne doivent point fouffrir l'ébullition, on ne doit pas auffi faire bouillir à feu nud (a) la chair des ani-

(a) On applique aux vaiffeaux le feu immédiatement ou médiatement. On ap-pelle feu nud, le feu appliqué immédiate-ment aux vaiffeaux. On appelle bains, les

maux. Cette objection eft une fuite de notre théorie, & elle eft entierement conforme à notre avis. Chacun fçait que les animaux abondent en une matiere qui eft le vrai principe de l'alcali volatil, & en gelée qui doit reparer jufqu'à nos os mêmes. Par la longue ébullition qu'on fait fouffrir aux chairs pour faire des bouillons, le germe de l'alcali volatil fe diffipe bientôt, & les bouillons font privés de ce principe effentiel qui devoit les préferver d'une corruption prompte, & prémunir nos corps contre cette pourriture à laquelle ils tendent continuellement. Le docteur *Pringle*, Médecin général de Sa Majefté Britannique, & membre de la So-

différens intermédes ou matiere interpofées entre le feu & les vaiffeaux. Ces intermédes font l'eau, le fable, &c.

ciété Royale de Londres, a démontré par les expériences curieuses
& incontestables, que les sels alcalis
volatils non - seulement ne disposent
pas les substances animales à la putréfaction, comme on l'avoit pensé jusqu'à présent, mais qu'ils l'empêchent
d'une maniere plus efficace que le sel
marin commun, & que ces sels pris
en remédes sont de très-forts anti-
septiques (*a*). Le sel de corne de cerf
conserve mieux les liqueurs animales que quatre fois le même poids de

(*a*) Traité sur les substances septiques &
anti-septiques par M. *Pringle*, Médecin.
Mémoire premier, expérience 3. §. 4. M.
Boyle avoit déjà observé que de l'esprit d'u-
rine ajoûté au sang, tandis qu'il est encore chaud au sortir de la veine, le rendoit
plus vermeil, l'entretenoit plus fluide, &
le garantissoit pendant longtems de la pu-

sel marin (a). Il n'est donc plus étonnant de voir que les personnes qui vivent presque toujours de substances animales, engendrent tant de pourriture ; avant de faire usage des viandes qui doivent servir à leur nourriture, elles les privent du principe qui les rendoit anti-septiques, & qui pouvoit communiquer aux humeurs un vrai préservatif contre la corruption.

Les chairs des animaux, les os mêmes donnent par la décoction une gelée qui contient tous les élémens de la matiere animale. Lorsque cette gelée est douce & balsamique, elle sert seule à la réparation de notre substance : la partie terrestre des

tréfaction. *Abregé des Transact. Philos.* vol. 3. *ch.* 5. §. 8.

(a) Idem. Mémoire 3. Expérience 14.

viandes eſt trop groſſiere pour ſervir à cet emploi, elle eſt chaſſée de nos corps avec nos excrémens. Mais ſi cette gelée qui doit renouveller la limphe nourriciere, eſt âcre & irritante, elle ne peut plus paſſer par les vaiſſeaux lactés ; ſi elle y paſſe, elle les criſpe, elle les fronce, elle les enflamme, elles les oblitere. En parvenant dans la maſſe du ſang, elle y porte une acrimonie ſinguliere qu'on fomente continuellement parce qu'on n'en ſoupçonne pas même la cauſe. Or les ſucs des viandes qui ont ſouffert une trop longue ébullition doivent être convertis en une gelée âcre & preſque empyreumatique. Tous les principes en ſont dérangés, briſés, pervertis ; elle n'eſt plus propre aux uſages auxquels on la deſtinoit.

En partant de cette théorie, on

fera peut-être embarraſſé ſur la maniere dont on doit faire les bouillons. Le moyen nous paroît fort ſimple ; ce ſera de les faire au bain-marie.
Par cette méthode , il n'y a plus à
craindre que la trop grande activité
du feu (*a*) décompoſe les principes des mixtes dont on voudra tirer le ſuc dans une grande quantité
d'eau. On mettra dans un grand vaſe
les viandes, les choux, les navets , les
oignons , les porreaux & toutes les
plantes potageres ; on bouchera le
tout , & on laiſſera cuire à feu lent.
Le bouillon en aura plus de ſaveur &

(*a*) La liqueur qui eſt dans le vaſe poſé dans
le bain-marie, ne bout jamais , & eſt près
d'un cinquiéme moins chaude que celle qui
reçoit l'impreſſion du feu nud. Cette différence de chaleur eſt comme de 80 à
100.

de qualité; il fera plus agréable & plus falutaire. Il eſt vrai qu'il faudra plus de temps pour le faire ; mais néanmoins on fera fûr de n'avoir rien perdu de ce qu'il y a de plus eſſentiel dans les mixtes qui doivent nous fervir d'aliment. Il n'y a pas à craindre que les viandes ne cuiſent point aſſez de cette maniere : elles cuiront plus lentement; mais elles cuiront fuffifamment. On viendroit à bout par cette méthode de réduire les os même en gelée, comme on le pratique dans la machine de Papin. Frédéric Léopold qui nous a donné la defcription de l'Elan, ne veut pas qu'on faſſe bouillir la corne de cet animal, lorfqu'on en veut faire une gelée, comme celle de corne de cerf ; il veut qu'on la faſſe au bain-marie, de crainte que la violence de l'eau bouillante

n'altere la vertu de ce médicament
(*a*) N'a-t-on pas vu dans nos cuisines
préparer un mets assez usité, appellé
bœuf à la mode ? On met dans une
terrine un morceau de tranche piqué
& assaisonné. On couvre cette terrine d'un plat de terre, & on lutte
exactement les jointures avec de la
pâte faite avec de la farine & de l'eau.
On place le tout sur des cendres bien
chaudes, & on entretient la chaleur

(*a*) *Hoc enim pacto avertitur ne ignis
aliàs apertus nimis in medicamentum agat
& violentiâ suâ disturbet virtutes eorum
quæ decoquuntur ; sed particulæ quæsitæ per
blandum aquæ calidæ fomentum & pro ex-
trahendis viribus sufficiens, successivè quasi
exprimatur. In descriptione Anatomico-Me-
dicâ Alces Joannis - Frederici- Leopoldi,
Lubecensis* 1700. *Basileæ. Vide amphithea-
trum Zootomicum, Mich. Bern. Valentini.
Sect.* 7. *pag.* 65.

pendant plufieurs heures de fuite. La
viande eft cuite exactement ; elle n'a
rien perdu de fon goût & de fa qualité ; elle nage dans fon jus qui eft
tranfparent & qui fe coagule bien
vîte en fe refroidiffant. Pourquoi n'a-
dopteroit-on pas la même méthode
pour faire les bouillons , puifqu'on
en peut tirer de fi grands avantages ?
On nous pardonnera fans doute ces
petits détails que bien des perfonnes
regarderoient comme peu dignes de
leur attention : mais c'eft de la façon
dont on fe nourrit journellement que
dépendent la fanté & la vie. Il n'y a
donc rien de plus intéreffant pour les
hommes que tout ce qui concerne
leur régime de vivre ; & les détails en
ce genre bien loin de paffer pour
des bagatelles , doivent être regar-

dés comme des chofes fort importan-
tes.

§. I I I.

Les plantes·acides qui fouffrent
trop longtems l'impreſſion du feu
nud deviennent âcres & perdent la
plus grande partie de leur acidité. Elles ne peuvent donc plus procurer ces
effets falutaires & merveilleux qu'o-
perent les acides végétaux dans les
traitemens de certaines maladies
putrides & alcaleſcentes. Ces acides enchaînent la bile , repriment
la fermentation d'un ſang trop fou-
gueux , domptent la chaleur brûlante de la fiévre , éteignent le feu
de la ſoif continuelle , temperent les
humeurs trop âcres, font couler les
urines trop longtems retenues , cal-
ment les nerfs trop irrités , & procu-

rent par eux-mêmes plus de bien que les remédes les plus compofés. C'eft donc un grand mal que d'émouffer par une mauvaife préparation la vertu d'un reméde dont il doit réfulter tant de biens. Un Médecin qui fuit une pareille routine, reffemble à ce Soldat qui brife fon épée avant d'aller au combat. Que n'imite-t-il plutôt ce Cuifinier attentif qui ne met point le vinaigre dans fa fauce pendant qu'elle bout encore ; il attend qu'il l'ait retiré du feu, afin que l'acide du vinaigre fe faffe fentir au point qu'il le défire ; afin que la fauce ne devienne point âcre, & ne déchire point les papilles nerveufes de la langue, tandis qu'elle ne doit que les ébranler agréablement. Il en eft de même du vin ; celui qu'on a fait bouillir devient vappide, âpre, ftiptique.

Le vinaigre diftillé à feu nud fent toujours l'empyreume.

Nous ne fçavons par quelle fingu-
liere manie on veut dans ce fiécle-ci
tout faire bouillir. On fait bouillir
fortement les tamarins afin qu'ils
n'occafionnent pas, dit-on, de tourmens dans les inteftins. On fait bouillir des tranches de citrons pour faire
une limonade chaude qui faffe couler
la bile & qui en tempere l'activité.
Quelle pratique aveugle! on torréfie
avec un peu de beurre l'ofeille & les
autres plantes potageres, lorfqu'il
s'agit de faire des bouillons maigres.
Méthode prefque générale & abfur-
de(a)comme on peut en juger par l'c-

(a) Voici ce que dit M. Malouin dans fa
Chymie Médicinale, part. 3. des Décoctions
des plantes, tome 1. pag. 252. édit. de
1755. On peut faire auffi la décoction des

xemple fuivant. Les fruits aigrelets que la terre produit fi libéralement pendant la canicule pour appaifer notre foif occafionnée par la fécherefle de l'air, perdent une partie de leur faveur, & n'ont plus autant de propriétés lorfqu'ils font réduits en gelées, en fyrops, en confitures. On eft obligé en les confervant ainfi pour l'hyver, de leur donner un certain degré de coction : ce qui ne peut arriver qu'au détriment de l'acide qui fermenteroit s'il n'étoit émouflé, &

plantes en forme de bouillons : & il ne faut pas faire comme on fait dans les Cuifines de Paris, où l'on met cuire les herbes toutes feules ou avec un peu de beurre ; enfuite on verfe de l'eau deffus & on fait bouillir après y avoir ajoûté de l'aflaifonnement. Sûrement le feu altére ainfi le principe des herbes.

s'il n'avoit point réagi sur la partie terreuse du mixte.

§. I V.

On ne doit point faire bouillir les plantes, ou les produits des plantes qui contiennent beaucoup de mucilage, comme le lin, le fenugrec, le psyllium, la mauve, la reglisse, le miel; la manne, le sucre, les gommes, les fruits doux & les sucs de ces fruits, les figues, les dattes, les jujubes, les raisins passes, &c. Tous les mucilages se décomposent aisément par l'ébullition, & sont, pour ainsi dire, anéantis. Prenez de miel ou de sucre, telle dose que vous voudriez; faites bouillir dans une grande quantité d'eau; écumez continuellement, & ne cessez d'écumer, que quand il ne paroîtra plus d'écume à

la

la surface de l'eau bouillante. Avez-vous fini d'écumer ? Goûtez l'eau qui reste. Elle n'a point ce goût sucré & miéleux qu'elle devoit avoir. Si afin de pousser plus loin l'opération, vous eussiez ajoûté de nouvelle eau & écumé de la même maniere, l'eau feroit devenue absolument insipide, & vous auriez par ce moyen dépouillé l'eau entierement du sucre ou du miel qu'elle tenoit auparavant en dissolution. Le mucilage de la manne & les parties intégrantes sont tellement décomposés par une forte coction, que la vertu purgative de ce médicament se trouve presque abolie. Dissolvez en triturant dans de l'eau froide une once de manne, elle purgera autant que deux onces & demie de manne qui auront éprouvé pendant quelque temps un certain degré de chaleur. Il

F

eſt donc à préſumer que le feu à chan-
gé la texture particuliere de la manne qui la rendoit purgative, c'eſt-à-
dire, qu'il a briſé ce principe rébelle
& huileux qui éludoit l'action de
l'eſtomac, & qui forçoit les inteſtins à des contractions plus vives
pour ſe débarraſſer d'un poids qui les
ſurchargeoit. De quelque maniere
que le feu agiſſe, il n'en ſera pas
moins vrai que le feu altére cette ſubſtance, puiſqu'il diminue & détruit
même ſon action, comme l'expérience le prouve ſuffiſamment.

§. V.

Les plantes aſtringentes ne doivent
pas ſubir une trop longue ébullition
à feu nud. Ces plantes ne ſont aſtringentes, que parce qu'elles contiennent un acide vitriolique, joint à une

terre abforbante, comme la renouée,
la biftorte, la grande confoude, la
bourfe à pafteur, le plantin, la bugle,
la brunelle, la tormentille, la grande & la petite marguerite, &c. Le
tartre vitriolé qui ne fe décompofe
pas à un feu de verrerie, fe décompofe dans l'eau bouillante. Lorfque
ce fel eft expofé à un feu de verrerie,
toutes fes parties font rapprochées,
elles font entaffées les unes fur les
autres, & rien ne les empêche de
s'unir entre elles ; tandis que lorfqu'il
eft dans l'eau bouillante, l'eau divife, écarte chaque molécule de fel.
Le mouvement rapide & vortical de
l'eau qui bout, agite toutes ces molécules ; les angles du fel agité en
tous fens fe brifent par des chocs continuels ; l'acide vitriolique eft peu à
peu enlevé de fa bafe alcaline ; le tar-

tre reſte à nud , & ne peut plus avoir les mêmes qualités que quand il étoit joint à l'acide avec lequel il ne faiſoit qu'un ſeul & même corps.

§. V I.

On ne doit pas faire bouillir les plantes qui renferment un ſel vola-til. Ce ſel eſt toujours prêt à s'échap-per, & la chaleur lui prête encore des ailes pour s'envoler. Le ſéné , l'hellé-bore , le cabaret , le tabac , &c. ſont chargés de ce ſel volatil dans lequel réſide leur plus grande efficacité. Un gros de ſéné infuſé à froid purge da-vantage que deux gros dont on a fait la décoction. Si on prenoit dans l'in-fuſion froide pareille doſe que celle qu'on a fait bouillir , on courroit riſ-que d'avoir de violentes tranchées , une ſuperpurgation fort dangereuſe.

Auſſi pour éviter ces accidens, on eſt dans l'uſage de faire bouillir le féné, c'eſt-à-dire, qu'on cherche à altérer par l'ébullition la trop grande vertu purgative d'un reméde dont on a preſcrit une doſe trop forte. Il feroit bien plus prudent d'en diminuer la doſe : l'effet en feroit plus certain. On peut fixer cette doſe, au lieu qu'on ne peut pas évaluer au juſte la durée de l'ébullition pour qu'il n'y ait qu'une telle quantité de fel volatil qui s'exhale.

S'il y avoit encore quelque inconvénient à redouter de l'action du fel volatil contenu dans le féné, il feroit facile de fe prémunir contre fa trop grande vivacité. Il ne s'agiroit que d'unir avec lui les femences de quelques plantes carminatives comme l'anis, la coriandre, le fénouil,

&c. Les pointes du fel volatil s'em-
barraffent dans l'huile abondante que
fourniffent ces femences, & il n'y a
plus de mauvais effets à craindre. C'eft
ainfi que l'on peut empêcher le féné
d'occafionner des tranchées & des fu-
perpurgations.

La racine d'hellébore blanc eft d'une
faveur âcre, nauféabonde, amere,
fon extrait à le même goût que celui
de fureau ; il eft beaucoup moins
amer & moins âcre que l'infufion dont
il eft préparé ; ce qui prouve qu'il fe
diffipe par l'évaporation plufieurs
particules volatiles, qui feules donnoient cette âcreté & cette amertume. Il faut donc entendre également
de l'hellébore , du cabaret & de
toutes les autres plantes qui contiennent un pareil fel, ce que nous avons
dit de l'ébullition du féné. Les an-

ciens Médecins ont cherché différentes manieres de corriger l'hellébore
qui purge par en-haut & par en-bas
avec tant de violence. C'éſt pour
cette raiſon qu'ils lui donnoient le
premier rang parmi les médicamens
qu'ils appelloient mochliques, comme s'ils agiſſoient avec la force d'un
lévier. *Hippocrate*, ce pere de la Médecine, qui ſemble avoir tout ſçu &
tout prévu, conſeille de méler l'hellébore avec les ſemences de la carote, de l'anis, du ſeſeli, du cumin.
Lib. de victu in acutis.

Chacun ſçait que les médecines
émulſionnées agiſſent moins que celles qui ne le ſont pas : parce que
les amandes qu'on y ajoûte contiennent une huile qui doit émouſſer la
pointe des ſels & embarraſſer les corpuſcules les plus irritans.

F iiij

§. VII.

C'eſt un abus que de faire bouil-
ler les plantes aqueuſes. Nous appellons ainſi celles qui fourniſſent un ſuc
fade , inſipide, ſans odeur, telles que
les concombres , les citrouilles , les
laitues , le pourpier , la poirée , la
bonnedame & la plûpart des plantes
nommées émollientes. Toutes ces
plantes ne s'ordonnent que lorſqu'il
s'agit de tempérer , de relâcher, d'a-
molir. En les faiſant bouillir , on
occaſionne l'effet contraire : car en
ſuppoſant qu'elles n'agiſſent que par
la grande quantité d'eau qu'elles
contiennent , on dépouille cette eau
d'une grande partie d'air , ce qui la
rend aſtringente. Chacun ſçait que
de l'eau pure qu'on fait bouillir reſ-
ferre , au lieu de relâcher. Or ſi l'eau

feule change de caractère après l'ébullition, que n'arrivera-t-il pas fur des
plantes qui ont des fels & un mucilage fi delayés?

Mais fans entrer dans un grand
détail à ce fujet, nous difons que chacune des plantes aqueufes a des pro--
priétés qu'elles perdent par l'ébullition. La laitue qui eft calmante &
qui a un foible effet narcotique, ne
l'a plus lorfqu'elle a bouilli. Le pourpier qui eft légerement cauftique lorfqu'il eft verd, ne l'eft plus après la
cuiffon. Les citrouilles qui font par
elles mêmes rafraîchiffantes, perdent
leur froid glacial par la décoction. A
quoi bon donner la torture à ces plantes? La nature les a pourvues d'une
affez grande quantité de liqueur. Elle
a délayé leur fel & leur mucilage avec
une proportion d'eau fuffifante & né-

cessaire pour l'effet qu'elle désire. Derangez cette proportion, l'effet ne doit plus être le même.

On sera peut-être surpris de voir que nous attribuions au pourpier une certaine causticité : qualité qu'on ne lui a pas soupçonnée jusqu'à présent.

Quoique ce ne soit pas ici le lieu absolument, nous allons le prouver. L'expérience que nous avons fait est fort simple : nous avons pris une côte de pourpier que nous avons froissée légérement & appliquée sur la moitié d'une verrue, placée sur la main, & excédant de plus de deux lignes la superficie de la peau. Nous l'avons laissé appliquée pendant douze heures. Au bout de ce temps nous l'avons ôté, & nous vîmes toute la surface que le pourpier avoit touché, abbaissée plus de moitié, tandis que la partie de la verrue qui n'en avoit pas senti l'impression, étoit plus haute d'une ligne que la partie déja rongée. Nous continuames de mettre du pourpier sur la verrue, & elle disparrut en peu de jours. Ce n'est pas que nous regardions ici la propriété de cette plante, de guérir les verrues comme une chose nouvelle, il est peu d'Auteurs qui ne la recommande & ne la regarde comme spécifique dans ces circonstances, nous prétendons seulement insister sur sa faculté corrosive. Après cette vertu reconnue du pourpier, après l'expérience ci-dessus rapportée, il est facile de présumer que le pourpier pourroit agir de même sur l'estomac & en detruire le velouté, lorsqu'on le mange crud. Nous avons connu une femme qui aimoit passionnément cette plante, & qui en mangeoit une grande quantité. Avec cet appétit singulier, elle ruina tellement les forces de son estomac, qu'elle ne pouvoit plus rien digérer sans peine & sans douleur. Ceux qui mangent des salades où il entre beaucoup de pourpier, sont plutôt incommodés de cette nourriture que ceux qui mangent des salades préparées avec d'autres plantes. Il seroit donc prudent ds bannir de l'usage ordinaire cette plante, à moins qu'on n'aie la précaution de lui faire essuyer auparavant une légere cuisson. Cette remarque est assez utile & assez importante pour qu'on ne la trouve ni longue ni déplacée.

§. VIII.

Il est inutile & même peu convenable de faire bouillir les plantes ré-

fineufes. Un feul raifonnement pourroit prouver la vérité de notre affertion. Si les réfines ne font pas folu-
bles dans l'eau , foit froide , foit
chaude, c'eft donc en vain que l'on
donne la torture aux plantes qui les
contiennent pour les en extraire par le
moyen de l'eau bouillante. Mais entrons dans un plus grand détail, pour
mettre notre affertion dans tout fon
jour. Les plantes réfineufes qui font
prefque toutes amères , font fudorifiques , fébrifuges, ftomachiques ,
purgatives. Nous allons prendre pour
exemple une plante de chacune de
ces claffes, & l'examen que nous en
ferons prouvera que c'eft à tort qu'on
leur fait éprouver une longue & forte ébullition. Cependant dans la pratique de la Médecine , fi l'on a l'habitude de faire bouillir quelques

plantes, ce font certainement ces dernieres.

Le gayac eft regardé comme un
des plus forts fudorifiques. Que cette
opinion foit bien ou mal fondée,
nous n'entrons pas ici dans cette difcuffion. Le gayac eft fi réfineux, que
la réfine coule d'elle-même par les
incifions que l'on fait au tronc de l'arbre. Ce n'eft qu'à cette réfine que le
gayac doit la plus grande partie de
fes propriétés. Si l'eau n'eft pas le dif-
folvant des réfines, comme l'expérience le démontre, pourquoi donc
fait-on bouillir dans l'eau le gayac?
Seroit-ce pour en avoir les débris
d'une terre qui eft inefficace par elle-
même, ou pour en enlever des maf-
fes réfineufes qui n'étant pas diffoutes
brûleront les fibres de l'eftomac, y
occafionneront la plus violente irri-

tation, & porteront le trouble où l'on vouloit porter le calme ? Ne suivons donc pas aveuglement la routine de nos peres, qui faisoient bouillir le gayac à plusieurs reprises, comptant par ce moyen en extraire toute la force & toute la vertu. Suivant les principes que nous établissons, leur méthode n'étoit - elle pas absurde ? Ils prenoient d'abord douze onces de bois de gayac rapé, & deux onces d'écorce pilée qu'on faisoit cuire dans six livres d'eau, & qu'on laissoit réduire à moitié & même au quart. Cette premiere décoction qui étoit la plus forte s'appelloit syrop ou crème de gayac. On décantoit la liqueur, & on ajoutoit sur le marc huit livres de nouvelle eau, qu'on laissoit encore réduire à moitié. Cette seconde décoction se nommoit eau de gayac.

Enfin , on réïtéroit jufqu'à trois &
quatre fois les décoctions fur le même marc , afin d'avoir une ptifanne
de gayac plus ou moins foible. Affurément s'il y a eu quelque plante fou-
mife à une longue ébullition, c'eft
certainement celle dont nous parlons.
Tant d'appareil ne rendoit pas le médicament plus efficace , & nous ne
fommes pas furpris, fi l'on a abandonné abfolument le traitement des
maux vénériens avec les décoctions
des bois fudorifiques , fi dans un fiécle auffi éclairé que le nôtre , on n'apperçoit plus les merveilles qu'on s'en
promettoit autrefois, fi à ces ptifan-
nes fudorifiques on a fubftitué le mercure , non pas peut-être parce qu'il
étoit fupérieur en vertu , mais parce
qu'il étoit adminiftré d'une maniete
convenable : car nous ne pouvons
nier

nier qu'il n'y ait eu des guérifons faites par le moyen des bois fudorifiques avant qu'on fe fervît du mercure ; & que dans les contrées où a pris
naiffance le monftre que Chriftophe
Colomb nous a amené fur fes vaiffeaux, on ne fe fert point d'autres armes pour le terraffer. Ce feroit mal
juger du mérite d'un remede que de
l'apprécier fur la mauvaife maniere
de l'employer. Réduifons donc à leur
jufte valeur la fquine, le faffafras, la
falfepareille , les fantaux & tous les
bois des Indes qui fourniffent une huile pefante qui fe précipite au fond de
l'eau, & qui eft immifcible avec elle.
S'il y a quelques bons effets à efpé-
rer de ces bois , ce n'eft qu'après
qu'on en a tiré la teinture par le
moyen de l'efprit de vin qui diffout

G

les réfines & qui les rend mifcibles avec nos humeurs.

Parmi les plantes réfineufes, amè-res & fébrifuges, nous choifirons le quinquina, à qui perfonne ne contefte le pouvoir de dompter les fiévres à accès. L'infufion de quinquina faite à froid, a peut-être plus de vertu, que les décoctions & les apofêmes qu'on fait avec tant de pompe. On fçait comment la vertu fébrifuge du quinquina fut découverte. Quelques Péruviens altérés par la chaleur de la fiévre, burent des eaux d'une fontai-ne, dans laquelle étoient tombés des branches caduques du quinquina. Ils trouverent dans ces eaux, fans s'y atten-dre, le foulagement qu'ils avoient en vain cherché dans d'autres remé-des; ils furent guéris d'un mal opi-

niâtre , contre lequel on ne connoiſ-
ſoit pas de ſpécifique. Voici donc ici
une infuſion froide , faite au hazard ,
qui guérit auſſi efficacement que
ces décoctions chargées de plantes ,
de ſels , de ſyrops , &c.

Il eſt vrai que l'eau doit extraire
une partie des principes de l'écorce
du Pérou , comme ſon ſel eſſentiel &
ſa gomme. Ces principes réunis ,
forment une eſpéce de ſavon ſoluble
dans l'eau , miſcible avec la bile &
les ſucs de notre eſtomac ; ſavon qui
étendu dans l'eau , peut fondre quelque peu de la réſine contenue dans
le quinquina. De-là vient que les in-
fuſions ou les décoctions de cette
écorce ne ſont pas abſolument privées de toute propriété. Il en eſt de
même des autres plantes réſineuſes
amères , dont nous avons fait men-

tion , & dont nous allons parler.
Mais obfervez qu'il n'y a que très-
peu de réfine qui foit diffoute par cette méthode , quoique ce foit le principe le plus abondant & le plus efficace de ces médicamens. La réfine contenue dans l'écorce du Pérou , fait
le quart du poids de cette écorce.
C'eft donc à tort qu'on en prive les
malades , en leur faifant prendre le
quinquina en décoction , c'eft-à-dire,
dépourvu prefque de fa partie réfineu-
fe & active. Auffi , ceux qui veulent
avoir un effet prompt & certain,
prennent-ils le quinquina en fubftance ; c'eft le moyen de ne rien perdre
d'un bien néceffaire , & de prendre
fans altération un médicament auffi
utile. » *Multâ autem & diutinâ expe-*
» *rientiâ compertum eft* , dit M. Geof-
» froi , (Mat. med. tom. 2. de vege-

» tab. pag. 185.) *Kinam kinam in*
» *subſtantiâ & in tenuiſſimum polli-*
» *nem redactum , citiùs & efficaciùs*
» *vires ſuas exerere , atque finem*
» *optatum attingere , quam infuſum*
» *vel decoctum.*

Les plantes ſtomachiques, qui ſont amères & en même temps fébrifuges & ſudorifiques, comme la gentiane, la centaurée, &c. ne doivent pas ſouffrir l'ébullition, ſi l'on veut en obtenir tout l'effet qu'on déſire, par les raiſons que nous avons déja déduites. Elles approchent de la nature du quinquina; elles doivent donc être ſujettes aux mêmes lolx & à la même adminiſtration.

Nous choiſirons la rhubarbe pour exemple des purgatifs amers. Si l'on retiroit par la décoction tous les principes actifs de la rhubarbe , cette décoction équivaudroit à tout le poids de la rhubarbe en substance qu'on a fait bouillir, & le marc qui resteroit ne seroit plus qu'une masse terreuse, dépouillée de toute propriété. Or, il n'est point vrai 1°. que la décoction d'un gros de rhubarbe produise autant d'effet qu'un gros de cette racine prise en substance. Il faut presque toujours le double de poids de ce médicament en décoction, pour produire un effet semblable à celui que produit la rhubarbe prise en substance. 2°. Il n'est point vrai que le marc de la rhubarbe, qui reste après la décoction, soit privé de tous ses principes actifs. Le marc purge encore avec autant d'efficacité, que la décoction même. Cette épreuve est aisée à répéter, & doit toujours réussir ; il est facile d'en donner la raison. Prenez deux onces de rhubarbe ; vous en retirerez, par le moyen de l'eau commune, un peu plus d'une once d'extrait gommeux. Cette gomme eſt ſoluble dans l'eau ; mais ce n'eſt pas là, ſans doute, la partie la plus active de la rhubarbe ; c'eſt la réſine, qui, ſemblable à celle des autres végé‑taux, diviſe, purge, irrite, quoi‑que priſe en petite quantité. Vous la retirerez de la rhubarbe par le moyen de l'eſprit-de-vin ; deux onces de rhu‑barbe vous en fourniront près de trois gros. Quoiqu'en moindre volume que la gomme, elle agit avec autant d'énergie que le triple de la ſubſtan‑ce gommeuſe. C'eſt préciſément cet‑te réſine que l'eau bouillante n'ex‑trait pas, ou n'extrait qu'en partie, & qui eſt cauſe que la décoction eſt

inférieure en vertu à la fubftance même de la rhubarbe.

» Un gros d'infufion de rhu-
» barbe, dit *Cartheufer*, (*a*) eft plus
» purgatif que tout l'extrait préparé de
» deux pareilles dofes d'infufion. Bien
» plus, vingt-quatre grains de rhu-
» barbe en poudre lâchent mieux le
» ventre qu'un gros & demi d'infu-
» fion, & mieux encore qu'une drach-
» me d'extrait .... tous les principes
» de cette racine contiennent donc
» beaucoup de particules volatiles
» defquels dependent en plus grande
» partie la vertu purgative. Lorfqu'on
« les diftille avec de l'eau, ils tranf-
» mettent à l'eau qui monte dans la

(*a*) Matiere médicale de J. Fr. Cartheu-
fe, Tom. 2. fect. 10. chap. 3. §. 5. &
6.

„ diſtillation des vertus laxatives.
„ C'eſt pourquoi la rhubarbe perd
„ beaucoup de ſes vertus par la dé-
„ coction, & ſon extrait devient preſ-
„ que inert, de ſorte qu'il peut à pei-
„ ne produire aucun effet ſingu-
„ lier.

On pourroit faire ici les mêmes raiſonnemens ſur le Rhapontic, qui eſt la Rhubarbe de nos contrées, mais inférieure à celle de la Chine; ſur l'Aloës, qui contient beaucoup de ré-ſine, mais que l'on ordonne preſque toujours en ſubſtance, à cauſe de ſa trop grande amertume; ſur la Coloquinte, ce fruit réſineux & gommeux, qui purge avec tant de violence; ſur le Jalap, inodore, il eſt vrai, mais qui contient tant de réſine purgative & hydragogue. Nous ne diſons rien de la Scammonée & des autres médicamens, qui, femblables à elle, n'agiffent que par la réfine qu'ils renferment. Ce que nous venons de dire fuffit pour prouver que c'eft avec fondement que nous proteftons contre l'ufage ordinaire de faire bouillir les plantes réfineufes, c'eft-à-dire, les plantes amères, qui font fudorifiques, fébrifuges, ftomachiques, vermifuges, purgatives.

§. IX.

Puifqu'il n'y a aucun genre de plantes qui puiffe fupporter un certain degré d'ébullition à feu nud, fans perdre quelque chofe de fes propriétés ; on nous demandera comment on peut prefcrire les végétaux aux malades. Il y a plufieurs moyens également utiles, & également efficaces. En effet les plantes font fraî-

ches ou féches. Si les plantes font fraî-
ches & fucculentes, comme la plûpart des plantes potageres, dont on
ne peut fe fervir autrement, on doit
les manger crues & en falade ; la
Chicorée, la Laitue, l'Endive, le
Pourpier, le Creffon, le Cerfeuil,
&c. peuvent être mangés ainfi. Quoi!
dira-t-on, ordonner des végétaux
cruds ou en falade aux perfonnes in-
firmes, tandis qu'on les défend avec
la plus grande févérité. N'eft-ce pas
fronder les ufages les plus générale-
ment reçus ? Nous n'entrons pas dans
la difcuffion de fçavoir fi les principes
les plus univerfellement adoptés, font
les meilleurs ; & fi, pour parvenir au
temple de la vérité, il faut s'écarter
des fentiers battus. Nous ne généra-
liferons pas trop non plus la propofi-
tion que nous venons d'avancer. Nous

diftinguerons deux fortes de maladies : les unes font aiguës, les autres
font chroniques. Les aiguës exigent
les plus prompts fecours de l'art, pour
enlever ou diminuer le fardeau dont
la nature cherche à fe débarraffer.
Les maladies chroniques fe guériffent
par la nature & par le régime de vie.
C'eft dans ce dernier cas où l'on peut
faire faire ufage des végétaux cruds
& propres à combattre le vice qu'on
veut détruire. C'eft ainfi que les animaux fe guériffent, en mangeant les
plantes que le feul inftinct leur a fait
connoître. Si les falades fatiguent fi
fouvent l'eftomac des malades , &
même des perfonnes qui jouiffent de
la meilleure fanté, ce n'eft pas toujours parce que leur eftomac n'a pas
affez de force pour digérer l'aliment
médicamenteux qu'on lui préfente,

c'eſt qu'on a mêlé cet aliment avec des ſubſtances indigeſtes. Nous prétendons parler ici de l'huile qui relâche les fibres de l'eſtomac, qui eſt immiſcible avec le ſuc gaſtrique, qui augmente la maſſe des mauvais levains contenus dans les entrailles, & qui produit tous les effets d'une mauvaiſe digeſtion.

Si l'on a effectivement raiſon de craindre qu'un eſtomac, dont le reſſort eſt affoibli par la longueur des ſouffrances, ne puiſſe digérer les végétaux qu'on lui préſente en ſubſtance, il faut alors donner une certaine cuiſſon aux plantes, afin que leurs principes les plus tenaces & les plus viſqueux, ſoient amollis & diviſés davantage. Alors elles exigeront de la part de l'eſtomac, moins de force pour être digérées. Craint-on que la partie trop terreſtre des végétaux n'augmente l'embarras des inteſtins? On ne donnera que l'eau où les plantes ont été cuites, eau qui ſera chargée des parties les plus eſſentielles de ces plantes. Mais nous demandons que cette cuiſſon ait été faite au bain-marie, afin que les principes conſtituans des végétaux n'aient pas été altérés, briſés, détruits. C'eſt ainſi que nous voudrions que fuſſent préparés les bouillons, les ptiſanes, les apoſêmes & toutes les décoctions médicinales.

En pilant les plantes ſucculentes & vertes, en les comprimant fortement, on en exprime un ſuc qu'il eſt facile de dépurer, ou par le repos, ou par le moindre degré de chaleur. On tire & l'on épure ainſi les ſucs de Bourache, de Bugloſe, de Creſſon, de

Cerfeuil, &c. fucs fi utiles & fi fou-
verains dans le traitement des maladies. En triturant long-tems les plantes dans l'eau, on leur enleve tout ce
qu'elles ont de falin & de favoneux.
L'eau qui a fervi à la trituration devient un reméde sûr & efficace, parce qu'elle contient les fels effentiels,
nullement altérés ; fels qu'on ne re-
tireroit jamais par la diftillation, puifqu'ils fe décompofent auffi-tôt qu'ils
éprouvent l'action du feu.

Les plantes ligneufes, peu fucculentes & defféchées, ont befoin d'être
amollies par l'eau, ou triturées longtems avec elle, pour donner leur fel
effentiel. Il faut donc leur rendre
doucement leur eau de végétation,
pour ne pas déranger les principes
que la nature a arrangés avec tant
de ménagement. Ou prendra encore

avec utilité les eaux diftillées des végétaux. Ces eaux diftillées au bain-
marie, & plufieurs fois cohobées, fe
chargent de l'efprit recteur & de la
plus grande partie des principes actifs
du mixte d'où elles ont été tirées.
Faites avec cet art, elles ne font pas
fans vertu, comme le prétendent
mille perfonne, ou peu inftruites des
propriétés des réfultats chymiques,
ou trompées par l'avidité & l'ignorance d'un Artifte mercenaire. Elles
doivent produire les mêmes effets que
le mixte qui les a fournis ; elles font
cette eau de végétation, qui charioit
dans les plantes leur efprit, leur fel
& leur huile, combinés enfemble ;
elles font cette eau de compofition,
qui tenoit tous les principes du mixte
réunis, & qui lui donnoit fon exif-
tence propre, particuliere, indivi-
duelle

duelle & différente de celle des au‑
tres êtres. Telles doivent être les eaux
diftillées dont nous recommandons
l'ufage, eaux remplies d'excellentes
qualités, & fouveraines dans le trai‑
tement des maladies; eaux qu'il eft
facile de fe procurer dans le tems où
les végétaux jouiffent de toute leur
vigueur, & qu'on peut employer dans
les faifons où la terre brûlée par les
frimats, ou durcie par les glaces, ne
peut plus les enfanter. Il eft encore
une autre maniere d'obtenir le fuc
des plantes, & particulierement ce‑
lui des arbres. Par le moyen de la
térébration, c'eft‑à‑dire, en perçant
le tronc avec une tariere, lorfque la
féve commence à monter vers le
printems, on aura facilement ce fuc.
Pour en avoir beaucoup, il ne fuffit
pas d'entamer l'arbre légerement; il

H

faut percer le tronc du côté du midi, passer au-delà de la moëlle, & ne s'arrêter qu'à un pouce près de l'écorce qui est du côté du nord. On doit conduire la tariere de telle sorte que le trou monte toujours, afin de donner lieu à l'écoulement de la séve. Il est bon d'observer que le trou doit être fait proche de la terre (*a*). Une racine coupée par l'extrémité rend plus de suc qu'une branche. Plus les arbres approchent de leur perfection, plus il en distille de séve. Ce sont des alambics faits par les mains de la nature, qui surpassent infiniment les alambics artificiels.

Le Docteur *Harvey* est descendu de la térébration des arbres, à la ponction des plantes. Il a trouvé le

(*a*) *Act. Philos. Aprilis* 1669. *pag.* 51.

fecret de tirer des têtes de pavots l'o-
pium le plus pur , puifque les Etran-
gers ne nous envoient que le mé-
conium.

Les arbres qui fourniffent abondamment des fucs , font le peuplier ,
le frêne, le plane , le fycomore , le
faule , le bouleau, le noyer, le chêne,
l'ormeau , l'érable , &c. On ne peut
douter que la Médecine ne tirât de
merveilleux fecours de ces fucs pour
la fanté des hommes. On aura par
cette voie tout ce qu'il y a de plus
effentiel & de plus actif dans les plantes : car ne pourroit-on pas dire que
cette féve qui circule dans les branches, dans les feuilles, dans les fleurs ,
eft vraiment le fang des arbres. Voilà
les remédes qu'on devroit conferver
dans nos Pharmacies préférablement
à un fratras de médicamens défa-

gréables, peu sûrs & dangereux. Nous n'avançons rien qui ne soit prouvé par l'expérience, lorsque nous disons que ces sucs ont des vertus admirables. Le suc d'orme est un bon sudorifique, & est regardé comme un spécifique contre les fiévres. Le suc de chêne est un reméde souverain pour arrêter les hémorragies qui viennent par la voie des urines. Le suc de sureau est admirable pour prévenir & guérir l'hydropisie. Le suc de frêne est fort recommandé contre le poison & la morsure des serpens. *Pline* parle de cet arbre comme d'un merveilleux vulnéraire, & il assure que dans toute la nature il n'y a pas pour la guérison des plaies & contre les venins, de spécifique qui soit comparable au suc de cet arbre. (*a*) Le suc de

(*a*) *Hist. nat. Lib.* 16. *cap.* 13.

noyer eſt excellent pour fortifier les digeſtions, & favoriſer la tranſpiration. Le ſuc de bouleau eſt ſouverain contre la pierre & les douleurs de la néphrétique. Les larmes de la vigne ont preſque le même avantage. Elles guériſſent de la gale, de la lépre & de toutes les maladies de la peau (*a*). On fera donc par la méthode que nous venons d'indiquer, tout ce que les alambics & l'art pénible de diſtiller n'ont jamais pu faire. Nous tirerons l'eſprit des plantes, non quand elles feront flétries, macérées, triturées, mais lorſqu'elles feront encore pleines de vie & de vigueur. Alors combien de force & de vertu n'en doit-on pas attendre?

(*a*) M. *Sachs* en célebre les vertus dans ſon *Ampelographia, Lib.* 2. *ſeêt.* 3. *pag.* 72.

H iij

Il est constant, & on se l'imaginera aisément, que ces sucs qui coulent d'eux-mêmes, doivent être beaucoup plus naturels & plus efficaces que ces sucs & ces extraits qu'on fait selon les regles des pharmacopées. De l'aveu même des Artistes, ils tourmentent les plantes, & ils emploient des voies violentes, comme la contusion, la trituration, la fermentation, la combustion, la macération, la putréfaction, la distillation, pour composer leurs extraits. Dans ces opérations les principes des végétaux sont dérangés & confondus. Les sucs doivent perdre beaucoup de leur vertu salutaire, puisqu'ils perdent leur partie la plus essentielle. M. *Homberg* déclare que dans les différentes analyses qu'il a faites, il n'est guère possible de découvrir les vrais principes & les propriétés des plantes, parce que le feu change trop leur arrangement naturel, leurs degrés de volatilité ou de fixité, & même dissipe ces principes, sans qu'il soit possible d'empêcher cette perte (*a*).

Nous croyons qu'il n'y a aucune plante qu'on ne puisse ranger dans une des classes que nous venons d'examiner. C'est pourquoi nous conclurons ici qu'il n'y a aucune plante qui doive soutenir l'ébullition à feu nud, si l'on veut lui conserver les propriétés dont l'a doué la nature. Maxime importante dans les usages de la vie & dans la pratique de la Médecine.

(*a*) Mémoire de l'Académie Royale des Sciences 1701. pag. 116. Voyez aussi le Livre intitulé *Curiosités de la nature & de l'Art sur la végétation*, par M. l'Abbé de *Vallemont.* Part. 1. Chap. 5.

C'est en l'obfervant, qu'on pourra retirer quelque utilité de l'ufage des végétaux, dans le traitement des maladies. C'eft pour l'avoir méconnue, que l'emploi des plantes eft tombé dans une efpéce de difcrédit, & qu'on a eu recours à des remédes plus compofés, plus recherchés, & par conféquent moins appropriés à notre nature, qui eft fimple & uniforme dans fes opérations. Nous défirerions, pour le bien général des hommes, qu'on ne regardât actuellement les vérités que nous venons d'établir, que comme des problêmes propofés, & non encore démontrés. Nous aurions au moins la gloire de faire revenir fur leurs pas beaucoup de gens fenfés, entraînés par la multitude, & d'avoir oppofé une digue à des préjugés univerfellement répandus. C'eft là où fe

doit borner l'efpérance de celui qui
apperçoit le premier la vérité au milieu d'une infinité de perfonnes qui
penfent & qui agiffent différemment.
Ce premier pas lui doit affurer une
victoire complette , après quelques
combats plus perfides que décififs.

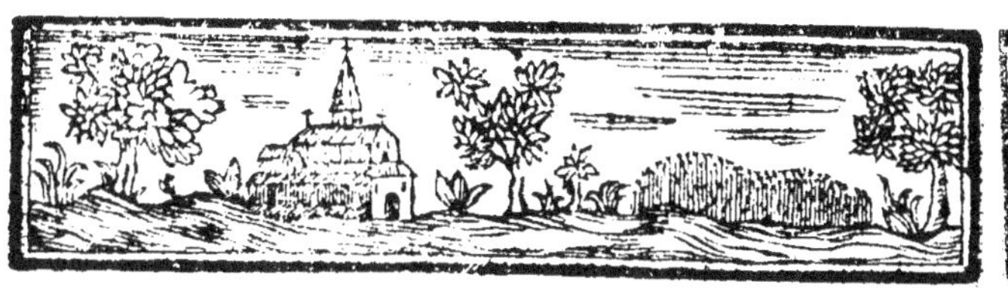

MEMOIRE

SUR L'ABUS QUE l'on fait des huiles dans le traitement des maladies.

L'Usage des médicamens huileux est si commun dans le traitement des maladies, que nous croyons qu'il est de notre devoir de faire part au Public de nos réflexions sur un reméde qu'il prend si abondamment dans les toux, les rhumes, les coqueluches, & toutes les maladies qui attaquent ou paroissent attaquer la poitrine. Ces remédes prolongent toujours le mal, l'aggravent quelque-

fois , & le rendent souvent funeste.
Ce langage paroîtra extraordinaire
aux personnes qui ordonnent l'huile
à foison , & à celles qui pour la moindre infirmité en avalent plusieurs onces à la fois. Mais c'est un préjugé ,
ou plutôt une erreur trop dangereuse
pour que nous ne defsillions pas les
yeux du public qui veut s'instruire.

Il ne suffit pas de déclamer contre
un reméde pour le décrier ; il faut
être fondé en raisons & en preuves
pour le bannir de l'usage , & le dé-
clarer non-seulement dangereux, mais
même funeste. Voici les motifs qui
nous font écrire aujourd'hui contre
les médicamens huileux ; ils sont suf-
fisans pour exciter au moins l'attention de ceux qui pensent & qui ob-
servent.

1°. L'huile ne se digere pas. 2°.

Elle ne paſſe point dans les endroits qu'on prétend adoucir ou relâcher. Reprenons à préſent chacun de ces articles, & déduiſons nos preuves.

I. L'huile eſt un corps graiſſeux que nous ne digérons pas lorſqu'il eſt pris en trop grande quantité. L'extrême répugnance que beaucoup de perſonnes ont pour les corps gras, ſeroit une induction qui tendroit à prouver qu'ils ne leur conviennent pas, ſi elles ne faiſoient qu'écouter la voie de la nature. Que l'on ſurmonte cette répugnance, & qu'on avale une grande quantité d'huile : les fibres de l'eſtomac ſont relâchées, ſes papilles nerveuſes, celles de l'œſophage, de la langue, ſont empâtées ; la langue devient blanche & chargée d'une croûte épaiſſe, on a des rapports nidoreux, des maux de cœur, des en-

vies de vomir, on ne peut plus rien
souffrir, on eſt dégoûté de toutes les
boiſſons ; en un mot on a une véritable indigeſtion ; mal qui n'exiſtoit
peut-être pas auparavant, mais qu'on
a procuré par un médicament donné
dans l'intention de détruire d'autres
maux. Si ce mal exiſtoit, on a augmenté la doſe des levains, on a for-
tifié la cauſe morbifique, on a mul-
tiplié les accidens.

En effet, les huileux ne peuvent
être réputés digeſtibles qu'en ſuppoſant, ou que les ſucs digeſtifs ſont
aſſez ſalins pour s'unir avec l'huile,
ou que la bile les diſſout. Voyons ſi
l'un ou l'autre eſt poſſible dans un
eſtomac que l'on charge de dix ou
douze onces d'huile d'olive.

Tout le monde ſçait que le ſavon
ſe fait avec l'huile & un ſel alkali.

C'eſt à la faveur de cette union avec un ſel, que l'huile eſt rendue miſcible avec l'eau. Or, quand on admettroit un ſel alkali bien développé dans l'eſtomac, on ne pourroit pas dire qu'il y en exiſte une aſſez grande quantité pour former un ſavon de la quantité d'huile que nous venons de déterminer, & que l'on ordonne tous les jours à plus grande doſe, & ſouvent répetée. La même objection ſubſiſte pour la bile, qui eſt une liqueur ſavoneuſe, propre à mêler les corps gras avec les aqueux. Jamais une demi-once de bile, ou une once tout au plus, qui ſe trouve, non pas dans l'eſtomac, mais dans le duodenum, ne pourra diſſoudre une demi-livre d'huile, & la rendre miſcible avec le reſte de nos humeurs. Or, c'eſt à la bile à diſſoudre les graiſſes.

Il n'y a pas dans le corps humain de liqueur plus propre à cette fonction. De-là vient que les personnes qui ont beaucoup de bile, desirent plus volontiers les corps gras, mangent de la graisse avec appétit, & digerent aisément les substances huileuses. Elles ont un savon naturel qui s'unira avec les corps gras pour lesquels elles ont un goût décidé, & qui en facilitera le passage dans les routes de la circulation. Tandis que les personnes peu bilieuses détestent la graisse, leur cœur, ou plutôt leur estomac se soulevant lorsqu'elles font un effort sur elles-mêmes pour en manger ; parce que ce savon leur manque, il n'est pas possible que les corps gras se mêlent avec les sucs des premieres voies, ou soient suffisamment digérés pour être convertis en chyle, & servir à la réparation des pertes que le corps fait à chaque moment. De-là leur averſion naturelle , leur antipathie phyſique pour la graiſſe.

S'il n'eſt pas poſſible de ſuppoſer qu'un homme dans l'état de ſanté puiſſe digérer une grande quantité d'huile , on le doit moins prétendre encore dans un état contre nature , où les ſolides ſont affectés , & les fluides troublés. Les ſolides ſont-ils affoiblis & relâchés ; les huileux diminuent encore leur élaſticité. Sont-ils trop tendus par quelque inflammation ; il n'y a rien de plus inflammable que les huiles, & elles augmentent la phlogoſe. Par la chaleur ſeule qui accompagne toujours les inflammations , les huiles deviennent rances , fatiguent l'eſtomac ou les inteſtins des malades , multiplient les impuretés

impuretés qui font dans les premieres voies, & les engorgemens des vif-ceres, & procurent un nouvel accroiffement à la fiévre.

Les fluides font-ils troublés? ils feront encore moins ce qu'ils ne pouvoient faire dans le moment qu'ils jouiffoient de leur plus forte activité. Si c'eft la pituite qui domine; elle ne peut fe mêler avec de l'huile, ni la diffoudre. Si c'eft une lymphe glaireufe & condenfée; l'huile gliffera deffus fans la fondre & fans l'entraî-ner. Si c'eft la bile; elle diffoudra une partie de l'huile, qui fubira fon action: mais il arrivera que la quantité de bile qu'on vouloit détruire, fera augmentée, ou aura reçu de nouvelles forces. De-là il arrive que les médicamens huileux, tantôt font vomir, tantôt purgent par le bas-ventre. Ils font vomir, foit par la répugnance qu'on a de les prendre, foit par l'indigeftion qu'ils occafionnent. C'eft ainfi qu'un homme qui a furchargé fon eftomac d'alimens eft fouvent obligé de les rendre par la bouche. Ils purgent, foit par leur propre poids, qui les entraîne dans le canal inteftinal, & en même temps tout ce qui s'y rencontre, foit parce qu'ils lubréfient & procurent un relâchement difficile à réparer. Ils purgent encore, foit parce qu'ayant acquis la nature du favon par leur diffolution, ils picotent les membranes, les glandes, les nerfs des inteftins, comme feroit le favon lui-même, & follicitent de fréquentes déjections par cette irritation continuelle ; foit enfin parce qu'en donnant une indigeftion ils augmentent le mouvement périftaltique des en-

trailles qui cherchent à se débarraller
d'une liqueur dont elles ne peuvent
tirer aucun profit. Auffi voit-on les
malades qui ont pris beaucoup d'huile, rendre des matieres verdâtres &
moulées comme des olives. Le peuple groffier & ignorant qui voit des
déjections auffi abondantes, & d'une
couleur auffi extraordinaire, s'écrie
avec extafe, qu'un médicament auffi
doux qui a fait fortir tant de levains
a dû faire des merveilles ; que le malade doit être infiniment foulagé d'a-
voir rendu autant de bile porracée ;
que la maladie auroit été fort grave
fi tous ces levains morbifiques n'euffent été chaffés au dehors. Ce peuple
peu inftruit ne devine pas que la plûpart de ces levains n'ont été fournis
que par l'huile même prife en trop
grande abondance, & qu'un reme-

de qui purge ainſi ne doit pas être employé par des praticiens qui raiſon-
nent ou qui obſervent. Il doit être
ſeulement réſervé pour les linimens, les emplâtres & les onguens,
ou tout autre reméde qu'on applique
à l'extérieur du corps. Encore faudra-t-il craindre que ces graiſſes
n'occaſionnent à la peau des inflammations, des éréſipeles, &c. Si cependant l'on eſt abſolument décidé
à faire faire uſage intérieurement
des huiles, ſans vouloir procurer des
accidens, il faut ſe ſervir d'une autre méthode que celle qui ſe pratique de nos jours. On n'en donnera
que quelques cuillerées dans des intervalles de temps fort éloignés, afin
de lubréfier l'œſophage, l'eſtomac,
& entretenir une certaine liberté du
ventre. On n'en donnera qu'autant

que la bile qui tombe dans les inteftins pourra en diffoudre , c'eft-à-
dire, que la quantité d'huile avalée ,
foit en proportion avec la bile foup-
çonnée être contenue dans les inteftins , afin que le mélange fe faſſe
fans peine, & que la folution foit
parfaite. Encore nous exigerions que
le malade n'eût point de fiévre ou
une chaleur trop forte dans les entrailles. L'huile prife avec ces précautions non obfervées jufqu'à préfent , & en auffi petite dofe, ne doit
pas produire de mauvais effets. Il ne
fe rencontre pas affez de feu pour
l'enflammer , & il fe trouve affez de
bile pour la digérer.

On fentira que nous ne difons
rien d'outré fi l'on veut faire attention aux obfervations fuivantes. Ceux
qui prefcrivent beaucoup d'huile à

leurs malades , leur défendent le beurre ; ils ne voudroient pas leur permettre d'en avaler une demi‑once , & leur interdifent en conféquence les fritures & tous les potages maigres où cette fubftance oléagineufe du lait pourroit entrer. Le beurre ne feroit-il pas une huile encore plus favorable à leur deffein, que celle qui eft tirée des amandes, des baies, des graines, des femences ? Elle a fouffert une élaboration de plus dans le corps de l'animal, elle ne ceffe pas pour cela d'être végétale;on en retire les mêmes principes que des huiles des végétaux, & elle ne s'eft épaiffie que par l'élaboration qu'elle a fubie : épaiffiffement qui la rend moins fujette à fe rancir. Si on objecte que cette huile étant plus folide, plus graffe , plus onctueufe , doit fatiguer davantage les forces digeſtives : mais ne pourroit - on pas l'ordonner à moindre doſe que les autres huiles ? Elle occaſionneroit une indigeſtion , répond quelqu'un. Nous lui demanderons à notre tour par quel privilége les autres huiles n'en engendreroient pas.

Remarquons encore que les noix, les amandes & les olives ne ſont ſi indigeſtes , que parce qu'elles contiennent beaucoup d'huile. En preſcrivant donc de l'huile aux malades, c'eſt la même choſe que ſi on leur preſcrivoit la partie indigeſte des noix, des amandes & des olives. De ſorte que tel qui ne mangeroit pas quatre noix ou une douzaine d'amandes ſans avoir une indigeſtion , eſt forcé de prendre la ſubſtance indigeſte d'un cent de noix ou de trois cens amandes fans qu'on s'inquiéte s'il en fera incommodé. Ajoutons auffi que tel qui ne mangera pas de falade fans appréhender de fatiguer fon eftomac, parce que l'huile dont elle eft affaifonnée l'empêche de digérer, avalera pendant quinze jours de fuite dix ou douze onces d'huile pour nettoyer fon corps des impuretés qu'il renferme, & qui lui occafionnent une toux féche & opiniâtre.

On nous répondra fans doute que quand on ordonne quelque médicament, on s'attend bien qu'il ne fera pas digéré. Prefque tous les remédes purgatifs qu'on fait prendre aux malades ne fouffrent pas l'action des fucs digeftifs, & font entraînés dans les felles après avoir procuré fur les glandes & fur les tuniques inteftinales l'irritation que l'on défiroit. Cette réponse ne détruit pas les raisons que nous venons d'avancer: car s'il est des médicamens qui doivent seulement opérer dans les premieres voies, afin d'en entraîner les mauvais levains qui les surchargent ; il est aussi des médicamens qui doivent passer dans la masse du sang pour opérer les effets qu'on en espere. Les émétiques & les purgatifs doivent être rangés dans la premiere classe; les altérans dans la seconde. Ainsi l'huile que l'on prescrit pour adoucir la toux, & parvenir jusqu'aux poumons, afin d'embarrasser les humeurs âcres doit être digérée, & passer avec le chyle dans les vaisseaux lactés. C'est précisément ce que nous soutenons ne pouvoir arriver, comme on va le voir dans la seconde partie de ce mémoire.

II. L'huile ne paſſe point aux endroits auxquels on la deſtine ; les maladies les plus fréquentes dans leſquelles on donne le plus largement les huileux , ſont les fluxions de poitrine , les toux , les coqueluches. Or chacun ſait que rien ne peut paſſer par la trachée artere , qui ſeroit la voie la plus courte & la plus directe pour parvenir aux poumons. S'il y tomboit la moindre parcelle d'un ſolide,ou la moindre goutte d'un fluide , on touſſeroit ſans ceſſe , & on feroit des efforts continuels pour la rendre. Ce conduit eſt ſeulement deſtiné pour le paſſage de l'air & des corpuſcules qui ſont diſperſés dans l'atmoſphère. Il faut donc néceſſairement que l'huile qu'on prend dans le deſſein d'appaiſer l'irritation des poumons, deſcende par l'œſophage ,

tombe dans l'eſtomac & y ſouffre
toute l'action de la digeſtion , par-
vienne dans les inteſtins, & y ſubiſſe
les différentes altérations que doivent
lui donner la bile , la liqueur pancréa-
tique & les autres ſucs digeſtifs, paſſe
par les veines lactées , monte dans
le réſervoir de *Pequet* , ſoit élevée
juſqu'à la ſoûclaviere gauche , ſoit
portée dans la veine cave , de-là dans
l'oreillette droite du cœur ; en un
mot, faſſe toute la route que parcourt
le chyle qui eſt entraîné dans le tor-
rent de la circulation. C'eſt pourquoi
ce médicament qu'on a donné ſous
la forme huileuſe , ne parvient pas
au poumon en qualité de ſubſtance
graſſe, onctueuſe, oléagineuſe ; après
les digeſtions qui en ont été faites ,
ſes parties ont été aſſimilées avec le
ſang pour contribuer à la nourriture

& à l'entretien de toute la machine humaine. Donc c'est à tort que l'on pense que l'huile semblable à un topique porté sur les poumons doit en calmer l'irritation, faciliter l'expectoration & guérir les maladies qui assiégent la poitrine.

Mais nous avons fait observer qu'il étoit impossible qu'on digérât une grande quantité d'huile. Or lorsque les matieres confiées à l'estomac en sortent sans y avoir subi les changemens nécessaires pour une parfaite coction, elles deviennent âcres, alcalescentes, putrides, irritantes ; elles ne peuvent plus passer par les vaisseaux lactés, & sont précipitées à l'extrémité du canal intestinal. S'il passe quelque portion de ces matieres non digérées, elle porte le trouble dans la masse du sang, elle irrite le systême arté-

riel & veineux ; elle allume la fievre ,
& eſt comme le foyer où cette même
fiévre va emprunter le feu de ſes re-
doublemens. Tel eſt l'état de ceux
dont les entrailles ſont ſubmergées
par l'huile , ils ſont continuellement
conſumés par la chaleur de la fiévre ,
ſi la nature n'eſt pas aſſez forte pour
ſe débarraſſer par elle-même d'un
levain nouveau dont on l'a ſurchar-
gée , dans le temps qu'elle étoit déja
accablée par d'autres ſymptômes re-
belles ; c'eſt-à dire, ſi elle ne ſe dé-
livre point de ce poids étranger par
une diarrhée volontaire.

On nous dira que l'experience
doit l'emporter ſur le raiſonnement ,
& que ſouvent on a vu les potions
huileuſes très-bien réuſſir dans les affections de la poitrine. Nous admettons les faits : mais nous nous arrê-

terons fur les circonftances qui les accompagnent. Il eft vraifemblable que les huileux n'ont foulagé dans les maux de poitrine que lorfque ces maux étoient feulement fymptomatiques, que ces médicamens ont procuré d'abondantes évacuations par les vomiffemens ou par les felles. Ce n'eft fouvent que par contre-coup que la poitrine eft affectée ; le foyer de la maladie eft dans l'eftomac ou dans le bas-ventre : en faifant vomir ou en purgeant le malade, on l'auroit guéri plutôt & plus fûrement. Car il eft inconteftable que l'huile n'a pas pu agir fur les poumons en tant qu'elle eft huile, puifqu'elle n'a pas pu parvenir comme telle fur cette partie. Concevons donc dans les entrailles un amas de levains groffiers, qui, repaffant continuellement dans les

vaiſſeaux, engorge les tuyaux capil-
laires, ſurcharge les poumons, & produit la toux, le point de côté, la difficulté de la reſpiration, & le cra-chement de ſang.

C'eſt ainſi que des indigeſtions ré-pétées occaſionent des fluxions de poitrine. Nettóyons les entrailles de cet amas d'immondices, qui enfan-toit tous ces ſymptômes : il eſt cer-tain qu'en enlevant cette cauſe, tous les effets doivent ceſſer. Pourquoi ne le pas faire avec un remede plus ſûr, plus prompt, plus efficace, & qui ne laiſſe pas craindre après lui les traces d'un engorgement & de ſucs mal di-gérés ? On s'en rapporte à l'uſage, on agit en aveugle, on ſuit une rou-tine, & les ſuccès ſont reglés par les haſards. Une pareille conduite eſt blâmable, quand il s'agit de la ſanté & de la vie des hommes. Il n'appartient qu'au charlatan d'errer dans les chemins sans sçavoir où il va, & d'ignorer la route qu'il doit tenir lorsqu'il se trouve dans un carrefour.

D'ailleurs tous les bons effets qu'on attribue à l'huile, ne pourroient-ils pas être attribués à d'autres remédes mêlés avec elle ? Très-souvent on dissout du kermès minéral dans l'huile qu'on fait prendre dans ces occasions. Chacun sait la propriété du kermès, de déterminer les évacuations. Tantôt il évacue par en haut ou par en bas ; tantôt il pousse par les sueurs ou par les urines, & provoque l'expectoration. De sorte qu'il est regardé comme un des principaux remédes, soit évacuans, soit altérans qu'on emploie en médecine.

On

On ajoûte encore des firops béchi-
ques, incififs, diaphorétiques, purgatifs
dans les potions huileufes que l'on
prefcrit. Ces médicamens ne doivent
pas être privés de leur effet, & leur
action doit être calculée de même que
celle de l'huile. Ainfi, c'eft fouvent
moins à l'huile qu'on doit une certaine réuflite dans quelques maladies, qu'aux drogues qu'on a pu mé-
langer avec cette fubftance onctueufe & de difficile digeftion.

Si nous voulions profiter de tous
les avantages que nous offre une pareille réflexion, nous pourrions encore attribuer la guérifon, dont on
fait honneur à l'huile, au traitement
acceffoire qui eft d'ufage dans les
maladies propofées. La diéte, les
ptifanes, les lavemens, le repos en
font affurément davantage qu'un mé-

chant reméde preſcrit indiſcretement. Qu'on nie , ſi on le juge à propos , que ces parties de la curation puiſ-ſent contribuer à dompter le mal, du moins on ne niera pas la coopéra-tion de la nature qui fait toujours de nouveaux efforts pour chaſſer un en-nemi qui l'opprime ; efforts plus puiſſans & plus ſouverains que toute l'huile qui coule des preſſes établies dans nos Pharmacies.

Mais hélas, que ſera - ce quand aux huiles , on joindra encore des médicamens plus indigeſtes , plus pâ-teux & plus faciles à devenir rances ! On charge de blanc de baleine les potions huileuſes pour les rendre plus adouciſſantes, comme ſi à une maſſe peſante ajoutant une autre maſſe plus peſante , on rendoit le poids plus léger. Le blanc de baleine qui eſt la

cervelle de ce poiſſon deſſéchée, eſt
une ſubſtance oléagineuſe beaucoup
plus compacte que les huiles tirées des
végétaux. Cette huile animale n'eſt
ſoluble que dans un menſtrue huileux, & doit par conſéquent ſe fouſ-
traire à l'action des ſucs digeſtifs de
notre eſtomac. Si elle n'a pas des inconvéniens plus graves que ceux qu'en-
traînent avec elle les huiles d'olive
ou d'amandes douces, elle les égale
au moins dans les mauvais effets
qu'elles doivent produire. Que di-
rons-nous de la manne qu'on joint
avec l'huile pour purger, dit-on,
doucement les malades ? Y a-t-il reméde qui peſe ou porte aux nauſées
autant que celui-là ? Eſt-il un eſtomac
qui puiſſe s'en accommoder, quand
même on le ſuppoſeroit le plus robuſte
& le plus vigoureux ? La manne eſt

K ij

déja un corps gras, fade, que l'estomac supporte difficilement, qui purge presque toujours par indigestion,
qui émousse les sucs salivaires, qui
relâche les fibres, & qui souvent
laisse après lui, tous les caracteres
d'une digestion mal faite. Pour aider
l'action lente & importune de ce
corps, on y joint une substance dont
l'action est encore plus lente & aussi
embarrassée. Tout homme qui voudra raisonner sentira aisément, après
ces courtes réflexions, qu'une pareille
pratique est blâmable, dangereuse &
quelquefois funeste.

Il n'y a que les préjugés qui puis-
sent nous faire employer intérieurement de pareils remédes. Quittons
donc nos préjugés; ce sont des lan-
ges dont notre nourrice nous a enve.
loppés dans notre enfance, nous de-

vons les abandonner auffi - tôt que nous pouvons faire ufage de notre raifon. S'ils font quelquefois tolérables dans la fociété, ils font toujours dangereux dans la pratique de la Médecine. Ces remédes que nous venons de combattre ne font pas les feuls qu'on doive profcrire de l'ufage ; il en eft un grand nombre qui fervent plus à la pompe & au fafte du guériffeur, qu'au foulagement & à la guérifon du malade. Tant de médicamens ne font qu'un fatras qui tient la place des meilleurs remédes dans nos Pharmacies. Il eft vrai que par ce fyftême nous réduifons à une extrême difette la fcience de ceux qui ne traitent les affections de la poitrine qu'avec ces médicamens, les huileux & les fréquentes faignées : mais l'honneur de quelques particuliers doit-il nous toucher quand il s'agit de l'intérêt du public ? Si nous avons parlé le langage de la vérité, qu'avons-nous à craindre des brigues de l'erreur , & des fubterfuges du menfonge ?

Comme nous faifons ici le procès des huileux , il eft jufte que nous rap_ portions en faveur de notre caufe tou- tes les preuves dont elle eft fufcepti- ble. Quelquefois certains efprits qui ne fe font pas laiffés convaincre par les plus fortes démonftrations, fe foumettent à des raifons moins victo- rieufes, mais qui font plus à leur portée. Chacun a pu obferver qu'un grand nombre de perfonnes fe dif— penfent de faire le carême , parce que les alimens maigres les incom- modent. La plûpart des ces alimens font accommodés avec beaucoup de

beurre, ou affaifonnés d'huile. L'eftomac ne fupporte pas facilement ces
affaifonnemens , fur-tout lorfqu'on
lui préfente pendant un certain tems ,
toujours cette même nourriture. Ceux
qui s'opiniâtrent à fuivre ce régime
font accablés d'aigreurs continuelles,
digérent mal , & s'expofent à tous
les accidens qui fuivent les mauvaifes digeftions. On remédie à ces
maux en ceffant de faire ufage de
pareils alimens , ou ce qui prouve
encore mieux notre théfe , en fup-
primant les affaifonnemens qui ren-
doient mal-faine une nourriture qui
eft falutaire par elle - même. Les
exemples ne font pas rares de perfonnes qui ne pouvoient pas foutenir
le maigre long-temps continué, lorfqu'il étoit préparé felon la maniere
ordinaire , & qui l'ont fupporté

enſuite ſans aucune géne de leur eſtomac & ſans aucune altération dans
leur ſanté, après l'avoir fait accommoder d'une façon plus ſimple & ſans
le ſouler de beurre ou d'huile. Preuve inconteſtable que le mal qui en ré-
ſultoit, ne partoit pas de la nature de
l'aliment lui-même, mais des parties
graſſes & indigeſtes qu'on y avoit
ajoutées. Un autre exemple qui ne
ſera pas moins frappant que le précédent, c'eſt celui d'une infinité de
perſonnes qui ne peuvent pas uſer de
chocolat ſans en être incommodées.
Le chocolat eſt une eſpéce d'émul-
ſion faite avec la partie huileuſe du
cacao, rendue miſcible à l'eau par le
broyement avec le ſucre. Beaucoup
d'eſtomacs ont bien de la peine à le digérer, & un grand nombre de perſonnes ont eu des indigeſtions vio-

lentes pour en avoir pris une feule
taſſe. Preſque toujours il eſt ſuivi de
rapports & de peſanteur, ce qui dénote la fatigue qu'il cauſe dans les
entrailles. C'eſt pour corriger cette
mauvaiſe faculté du chocolat qu'on a
voulu l'animer avec la canelle, la va-
nille & d'autres aromates, afin de
donner de la force à l'eſtomac, &
pour aider à la digeſtion du mucilage doux & de l'huile légere que contient le cacao. Mais il nous reſtera
toujours à objecter que le beurre du
cacao eſt indigeſte, & que la preuve certaine qu'il fatigue les organes
digeſtifs, c'eſt qu'on a cherché à en
prévenir les mauvais effets.

Les hommes ne ſont pas les ſeuls
êtres auxquels l'huile puiſſe faire
beaucoup de mal. Une ſeule goutte
d'huile jettée ſur la queue d'une che-

nille la fait mourir subitement. Il en est de même de plusieurs autres insectes que l'huile fait périr , & que l'odeur seule de l'huile écarte avec précipitation. Voilà pourquoi le bois passé à l'huile, ou sur lequel on a mis une couleur à l'huile , n'est point sujet à être vermoulu. La teigne ne se loge que dans les peaux ou les laines dégraissées. Un des meilleurs moyens qu'on a trouvés pour s'en débarrasser, est de frotter de temps en temps les tapisseries & les rideaux de laine avec des toisons de brebis qui aient encore leur graisse naturelle : ce qu'on a découvert en observant que la teigne choisissoit les peaux & les laines qui ont passé par la main de l'ouvrier.

L'huile prise intérieurement tue très-efficacement les vers contenus dans les entrailles des animaux. C'eſt un des meilleurs anthelmentiques pour les enfans. Pluſieurs de ces médicamens ne doivent leur effet qu'à l'huile fœtide ou amere qu'ils contiennent. Les amandes ameres font mourir les oiſeaux, les petits chiens & pluſieurs autres animaux, auxquels elles cauſent des convulſions mortelles. On ne peut attribuer un effet auſſi dangereux qu'à l'huile amere qu'elles contiennent en très-grande abondance. L'abſinthe, la ſantoline, l'aurone, &c. tuent les vers par la même raiſon. Or, ſi l'huile eſt funeſte à tant d'animaux, pourquoi n'aurions - nous pas quelques motifs de la redouter nous-mêmes, nous qui ſommes renfermés dans la claſſe générale des ſubſtances animales.

Quoi qu'il en soit, nous reftrei-gnons les huiles aux ufages qui leur font propres, c'eft-à-dire à la com-pofition des onguens, des emplâtres, des cerats, des linimens. Nous n'au-rions aucune répugnance à les faire entrer auffi dans les lavemens. Il n'y a point à craindre le long des gros inteftins, les inconvéniens qui peu-vent réfulter des huileux dans l'efto-mac & dans les inteftins grêles. Mais nous ne pouvons trop recommander de l'exclure des potions que l'on prend par la bouche, & d'éviter ces mélanges monftrueux que l'on en fait avec le blanc de baleine, la manne & d'autres médicamens onctueux. Nous n'en permettrions pas même l'ufage dans les coliques ; quoique fuivant la pratique ordinaire, on la prodigue alors avec un excès repréhenfible.

Notre refus fe trouveroit fondé, & fur les raifons que nous venons d'alléguer, & fur l'obfervation qui nous apprend que les perfonnes habituées dans certaines Communautés où la regle ne leur permet de manger que des alimens accommodés à l'huile, font fréquemment incomodées de coliques dangereufes. Souvent nous avons vu auffi les douleurs du bas-ventre prolongées avec cet adouciffant fuppofé, ce calmant imaginaire. Autre preuve qui doit confirmer les principes que nous venons d'établir. En cela nous nous trouvons d'accord avec les meilleurs praticiens qui profcrivent même l'huile dans le traitement de la colique des Peintres, qui eft la plus violente, la plus opiniâtre & la plus dangereufe de toutes les coliques. Ils n'héfitent pas d'appeller l'huile un vrai poifon, qui prolonge & aggrave le mal, & qui eft un obftacle à fa curation (*a*).

(a) Voyez la thefe de **M.** *Dubois* du 2. Décembre 1751. *Non ergo in colicis figulis venæ feétio.* Paragraph. 4. *Dubium non eft quin veniant in noxæ partem crebra & ingentia pocula venenorum, quibus colici noftri opifices paffim ingurgitari folent.* Venena *merito vocitamus malvaceas illas,* amygdalinas, lineas, laéteas, oleofas, *aliáfque id genus potationes, quæ, temerariâ leniendi fpe, propinantur, folido quandoque menfe. Procul iftud funeftum non minus quàm infanabile cacoethes.* Et dans la note. *Si quid inde fugaciffimi levaminis identidem accedit, id fortaffe vitæ periculo, dolorum diuturnitate certo redimendum eft. Nam prædulces, craffæ, pingues ejufmodi forbitiones non modo corporis funiculos omnes demulcent, emolliunt, retundunt; fed unguinofum etiam fætis metal-*

*lico pulvere fibrillis tectorium inducunt, quo
ille , tanquam propugnaculo vix penetra-
bili , circumfeptus , ictuum ac fuccuffuum
vehementiam eò ufque fallit ac fruftratur ,
dum repetitis verberibus difcuffum fuerit ex-
turbatumque munimentum.*

*Paragraph. 5. Injectum primo die clyfte-
rium oleofum arguere cavillantis erit , non
difputantis. Not. Ad morbi fedem vix quidquam hujufce leniminis pervenire potuiffe
neminem latet. Exiguam tamen , quæ adhi-
bita eft, olei copiam , vini generofi æquâ
parte acui & afperari voluimus ; adeo* iui-
pectum *nobis* oleum *eft.*

MEMOIRE

SUR LA FORMATION

de la Pierre dans le corps hu-
main, & ſur les moyens de la
détruire.

ON a trouvé des pierres dans
preſque tous les organes du
corps humain. *Houlier* en a obſervé
dans la tête, dans le cœur, dans le
foie, dans le méſentere. *Van-Horne*,
Profeſſeur d'Anatomie à Leyde en a
tiré du cerveau. *Mackren* en a vu dans
la glande pinéale, & *Hildanus* entre
les méninges. *Galien*, *Paul d'E-*
gines, *Wierus*, *Fernel* en ont ren-
contré dans le poulmon ; *Groenevelt*

&

& plufieurs autres dans la véficule
du fiel ; *Fallope* & *Turneifer* dans la
rate ; *Paracelfe* & *Cardan* , dans l'eftomac. En difféquant un tefticule nous
avons auffi trouvé une pierre oblon-
gue , blanche, dure , polie , groffe
comme un grain de Mays, irrégulie-
re , entre la tunique vaginale & la
tunique albuginée , vers l'extrémité
antérieure du tefticule. *Gefner* a fait
la même obfervation que nous (*a*) :
mais comme la pierre s'engendre plus
ordinairement dans les reins , nous
allons propofer nos conjectures fur
la formation de ce corps étranger
dans ces derniers organes. Une pareille recherche peut diffiper bien des

(*a*) *Lib. de foffil. cap.* 11. Schenk. *Lib.*
4. *obf.* 32. Crell. *not. pp. qq. tranfact. phi-
lof. n.* 209. *pag.* 111.

L

préjugés fur les caufes éloignées de cette maladie, & faire entrevoir les remedes qui peuvent détruire ce cruel tourment des hommes.

Tous les Philofophes, foit de l'antiquité, foit des derniers fiécles, ont admis ou fuppofé des particules rameufes ou crochues pour former des corps durs & folides. Nous fommes bien éloignés de leur fentiment ; car nous penfons que pour former une fubftance compacte & folide, il faut des principes liffes & polis. C'eft ainfi que deux hémifphéres extrêmement polis, étant appliqués l'un contre l'autre, ont entr'eux une telle cohérence, que la force de plufieurs chevaux qui tirent en fens contraire, ne peut les féparer. Nous ajouterons encore que plus les particules premieres qui formeront les corps folides feront polies, plus les corps solides qui en résulteront, seront durs & compacts. C'est pourquoi le diamant, le cristal & tous les autres corps qui ont la transparence de l'eau & qui paroissent avoir été formés primordialement de cet élément (a), sont très-durs, & plus durs que tous les autres corps opaques qui semblent n'être

(a) On ne manqueroit pas de preuves pour autoriser cette opinion. Dans le centre des cailloux les plus durs on trouve souvent de l'eau. Les veines du charbon minéral renferment une espéce de cailloux ronds ou ovales dont le grain est si compacte & si uni, qu'il est très-difficile de les entamer avec les outils ordinaires. Ce caillou se décompose facilement à l'air & contient quelquefois dans son centre une eau claire. Voyez le Mémoire sur l'utilité, la nature & l'exploitation du charbon minéral, par M. de Tilly. Paris 1758. pag. 36.

L ij

qu'un compofé de molécules groffieres, angulaires & branchues.

Le criftal de roche, dit *Cartheufer*, (a) eft compofé d'une terre minérale pure, & d'un peu de fubftance faline & glutineufe, qui eft étroitement embarraffée dans les parties terreufes. Les parties terreufes fe manifeftent d'elles-mêmes ; mais les falines & les glutineufes ne peuvent être développées qu'au moyen d'une calcination qui rend cette pierre propre à s'amortir. En effet dès que cette pierre a été calcinée à plufieurs reprifes & éteinte autant de fois dans l'eau froide, elle fe diffout enfin, comme l'affure *Beccher*, en une matiere muceufe qui jette dans la diftillation un efprit fubtile & de l'huile. Le même

(a) Matiere médicale, fection 2. chap. 8. §. 1.

Auteur dit encore qu'il a vu le criftal fe diffoudre, & qu'après qu'on en eut oté le menftrue aqueux, on trouva toute la diffolution du criftal, feche, tranfparente, de la confiftence de la gelée, molle comme de la cire, & légerement fufible au feu comme l'eft le borax.

De-là nous concluons que plufieurs lames très-fines d'un fluide peuvent fe réunir enfemble & compofer un folide : qu'il n'eft point néceffaire d'admettre un principe lapidifique dans le corps humain tel que le *Ducleh de Vanheimont* : que les prieres qui fe forment dans les reins & dans la veffie, peuvent être diffoutes, & réduites dans leur premiere nature, c'eft-à-dire, dans leur état primitif de fluidité, contre l'opinion de plufieurs qui ont penfé qu'il étoit impoſſible de trouver un diſſolvant qui agiſſant ſur la pierre , n'agiſſe pas en même temps ſur les parties molles qui la contiennent. On peut démontrer le contraire par l'analogie entre différens corps.

Le premier état de fluidité des pierres humaines leur eſt ſi bien rendu , qu'étant miſe dans un diſſolvant approprié elles ſe réſolvent en glaires. Ce qui eſt une démonſtration ou du moins une forte préſomption que les pierres humaines ne ſont formées primordialement que de glaires rapprochées , condenſées , deſſéchées & pétrifiées. Cette opinion ſera encore plus vraiſemblable ſi l'on veut rapprocher toutes les idées qui tendent à la rendre probable.

Les perſonnes qui ont la pierre , ou qui ſont menacées de l'avoir , rendent ordinairement beaucoup de glaires dans leurs urines. C'eſt un des ſignes les plus certains qu'on puiſſe avoir de l'exiſtence de la pierre dans les reins ou dans la veſſie. On peut donc regarder les glaires comme le rudiment de la pierre, & non pas ces petits graviers qui ſortent quelquefois avec les urines. Peu de perſonnes qui rendent ces graviers ſont ſujettes à la pierre (*a*). Ils peuvent être regardés comme le tartre de l'urine qui n'eſt pas vraiſemblablement le germe de la pierre, il faudroit une matiere glutineuſe pour les unir enſemble, & en

(*a*) *Multi arenas mingunt, neque calculoſi ſunt, non enim coguntur niſi viſcido & crudo humore tanquam glutino.* Jacobus Hollerius *in ſcholis ſui libri de morborum curatione.*

former une feule maffe, ce qui exi-
geroit encore la préfence de ces glaires dont nous parlons. Autrement
pour faire une maffe confiderable,
folide & uniforme de ces petits graviers, il faudroit les fuppofer fondus
d'abord enfemble, & identifiés par
cette fufion. Premierement cette fufion eft impoffible dans le corps humain : fecondement, cette fufion fuppofe un état de fluidité, & prouve la
théfe que nous avons avancée fur
l'état primitif de fluidité de certains
corps durs & compacts. En effet il
faut faire fondre les cailloux pour les
vitrifier. Il faut faire fondre la mine
pour en faire une barre de métal. Voici donc une liquefaction de corps
très-durs, & c'eft cette même liquefaction qui en fait des tous homogénes.

Nous n'étendons pas plus loin ces

idées qui , nous jettant dans des dif-
cuſſions générales , nous écarteroient
de l'objet particulier qui fait le ſujet
de nos recherches. Rapprochons-nous
de cet objet. Les perles qu'on trouve dans les huitres , ſont une maladie
de ces animaux qu'on pourroit appeller gravelle, eſt-il dit dans les Mémoires ( ) de l'Académie des Sciences. Le
ſuc , ou la cole qui ſert aux huitres &
aux pinnes marines à former par la
tranſpiration les commencemens & les
aggrandiſſemens de leurs écailles,s'ex-
travaſe quelquefois hors de ſon re-
ceptacle naturel. Il s'amaſſe par
gouttes , il s'épaiſſit par globules qui
ſont de la couleur de l'écaille , &
forment des perles. Il y a un rapport

<hr>

(a) Ann. 1717. M. de Reaumur, Actes de
Leipſic 1686. Bonanni Liſter de Cochl.
Spectacle de la Nature , par M. l'Abbé Plu-
che , tome 1. Entretien 9. page 247.

ſi parfait entre la couleur de la perle & celle de l'écaille, qu'il y a lieu de préſumer que la matiere premiere de l'une entre auſſi dans la compoſition de l'autre. Les côtes où l'on fait la pêche des perles ſont mal ſaines. Les Eſpagnols ont abandonné la pêche des perles de l'Amérique. L'air & les eaux de l'iſle de Baharen (*a*) ſur les bancs de laquelle les plongeurs vont arracher les nâcres, ſont inſupportables à ceux qui font le trafic des perles. Les payſans mêmes ne veulent pas manger l'huitre où ils les trouvent tant la chair leur en paroît mauvaiſe. Au contraire plus les huitres ſont exquiſes, moins on y trouve de perles. De toutes ces obſervations, il eſt facile de conclure que les huitres ſont malades, lorſqu'elles contiennent des perles, & que ce corps

(*a*) Dans le golphe Perſique.

dur que quelques - unes renferment,
est une vraie maladie pour elles.

Si une liqueur gelatineuse se durcit dans le corps d'un animal qui est
froid par sa nature, ne peut - on pas
croire aussi qu'un suc mucilagineux
qui est à peu-près de ce caractère se
convertit en pierre dans l'homme où
le degré de chaleur est bien plus considérable que dans aucune espéce d'a-
nimaux aquatiques ? C'est ce même
suc mucilagineux qui a servi à former
les os de l'homme, & qui sert continuellement à les nourrir & à les réparer. Il peut donc acquérir un certain degré de solidité & de consis-
tence, lorsqu'il a été jusqu'à un certain
point privé de cette humidité à laquelle il devoit toute sa fluidité. Met-
tez des os dans la machine de Papin,
vous les réduirez facilement en muci-

lage : preuve conftante qu'ils en ont été formés.

C'eft ce même mucilage qui eft le germe de la pierre dans l'homme. Tous les obfervateurs font d'accord que les perfonnes gouteufes font celles qui font les plus fujetes à la pierre: or on fçait que l'humeur gouteufe n'eft elle-même qu'un mucilage, comme il eft facile de s'en convaincre par la vue & le toucher. Elle a la même confiftence & la même tranf‐parence que les humeurs mucilagi‐neufes. Elle eft tenace, vifqueufe, gluante, colante comme le font tous les mucilages. (a) Cette humeur peut tellement fe durcir, qu'elle forme des nœuds aux articulations. Elle fe durcit même à un tel point, qu'on

(a) Voyez le traité de la Goute, par M. *Liger*, part. II. ch. 3. p. 64.

voir ſortir de ces articulations une matiere gypſeuſe, un vrai plâtre, des pierres toutes formées. La matiere premiere de la pierre eſt donc exiſtante dans les gouteux. Voilà ſans doute la raiſon pour laquelle les gouteux ſont ſi ſujets à la pierre. Auſſi de nos jours-a-t-on vu attaquer avec quelques ſuccès la goute avec les mêmes armes qu'on avoit fabriquées pour détruire la pierre. Le ſavon qui eſt le meilleur lithontriptique connu juſqu'a préſent, eſt le remede le plus efficace pour étouffer le germe de la goute. Il y a donc une grande analogie entre la matiere de la goute & celle de la pierre, ſi elle n'eſt la même. Or s'il eſt démontré que l'une ſoit glaireuſe & mucilagineuſe, il ſera facile de conclure que l'autre eſt de même nature. C'eſt ce que nous avons tâché juſqu'alors de mettre en évidence.

Mais la goute, ou la pierre, ne font engendrées que lorfque ce mucilage néceffaire à l'entretien de nos corps eft furabondant. Il s'en forme une trop grande quantité quand avec trop de voracité on fe remplit d'alimens fucculens, & qui contiennent eux-mêmes beaucoup de ce principe mucilagineux, ou quand la nature n'eft pas affez forte par elle-même pour chaffer au dehors le poids qui la furcharge. C'eft le fentiment d'*Hippocrate* & de *Galien* (a). Ces deux fça-

(a) *Multi pueri præfertim qui admodum voraces funt, plurimum cumulant fuccum (qui proprié crudus appellatur) à quo calculi facilè generantur, cum eâ quidem materiâ ex quâ calculus generatur, accedente calore tanquam effectrice caufa.* Hippocr. *de naturâ humanâ,* & Galen. *in eandem.*
Calculus eft morbus puerorum qui ob eda-

vans Médecins & plufieurs autres qui les ont fuivis, mettent le lait & les bons alimens qui nourriffent beaucoup au nombre des caufes qui occa-fionnent la pierre. De-là on comprend que c'eft une erreur que de prefcrire les mucilagineux pour adou-

citatem non paucos crudos humores coacervant, quibus pars craffior unà cum urinis ad veficam perveniens fit lapidum génerationis materia. Accedit altera caufa vehementia caliditatis. Senes autem acervant humorem crudum, non propter edacitatem ut pueri, fed propter potentiæ concoquentis imbecillitatem, non tamen calorem fortem habent qui ex materiâ craffâ vaporem refolvent lapidem generet. Hippoc. *aphorifm.* 26. lib. 3. & Galen. *in eundem.*

Fit etiam pueris ex lactis nimio ufu calculus, præfertim, fi non falubre id fuerit. Hippocr. *de aëre, aquis & locis. Ex lib.* 4. *de morbis.*

Calculus folent gignere, edulia craffa,

cir les douleurs procurées par la préfence de la pierre. On en fortifie la
caufe , & on entretient le mal.
Qu'on s'abftienne donc lorfqu'il s'a-
git d'appaifer de fi cruels tourmens ,
des boiffons faites avec la graine de
lin , les racines de guimauve , les

*craffi fucci, maximè cùm homines calidiores
plus juftò fuerint. Galen. de facult. aliment.
Igitur cibi ii omnes boni funt fucci & multi alimenti, ita eos qui ipfis affiduè utun-
tur , lædunt , obftructiones in hepate pa-
rientes , & in renibus calculum gignentes.
Id. ibid. Ubi fuccorum craffities , cum ar-
denti calore jungitur , calculi generantur. Id.
lib. 3. de facult. aliment. Senes vina craffa
bibentes in calculos incidunt. Id. lib. 5. Lac
fic affectis prohibendum , afinino dempto ,
quod cæteris eft tenuius. Id. lib. 6. de fanit.
tuendâ, cap. 11. Cavere autem convenit
dare cibaria quæ multam fubftantiam habent , plurimumque fimiliter nutriunt, & quæ
acervatim digeruntur , antequàm perfectè*

femences

femences farineufes. Il feroit moins préjudiciable d'avoir recours aux cal-mans, aux anodins, aux narcotiques mêmes. Le fruit d'*Alkekenge* ou les trochifques que l'on fait avec ce fruit, ont une admirable vertu pour préci-piter les urines, déterger les reins & la veffie, & calmer d'auffi violentes douleurs. C'étoit pour remplir les mêmes indications que ces anciens maîtres dans l'art de guérir, confeil-loient de faire vomir dès le commen-cement ceux qui étoient attaqués de la pierre, & qui vouloient obtenir quelque foulagement par les remedes

concoquantur. Aetius *in tetrabili. 3. ferm. 5.... Quare omne lac prater afininum eis incommodum eft.* Id. ibid. Voyez auffi *Paul. Eginete, lib. 3. cap. 45. Jacob. Sylvius, in fuâ methodo medendi cap. calculi in re-nibus præcautio.*

M

pris intérieurement (*a*). Rien de plus propre pour chasser les glaires des premieres voies , pour atténuer la limphe trop épaisse qui séjourne dans

(*a*) *Quin etiam licet veratrum præbere , optima res est.* Galenus *in comment. lib. 6. epidem. Vomere facito frequenter à cœnâ maximè eos qui inordinatè degunt , & succum crudum in superiore ventriculo multum colligunt , nisi sit quamobrem prætermittant.* Lib. Galeno *attrib. de renum affectu dignotione & curatione.*

Oportet ante aliam curationem , vel potiùs mitigationem , nisi quicquam impedimento est , vomitum provocare. Joannes Ferrandus *senior de nephritide & lithiasi, pag. 32.*

Omnes igitur quomodocumque calculosi , à cœnâ assiduè vomant. Aetius *in tetrabili 3. sermo 5.*

Vomitus in principio curationis ordinandus. Matthæus *de gradi in 9.* Rases *ad Almansorem , cap. de egit. renum & vesicæ.*

les visceres, pour briser les mucilages répandus dans les articulations ,
que les vomitifs. Ils augmentent la
force tonique de toutes les fibres &
de tous les vaisseaux , & divisent par
conséquent soit médiatement , soit
immédiatement toutes les humeurs
qui auroient une certaine pente à se
coaguler. Nous avons vu de très-
bons effets de l'ypécacuanha prescrit
d'abord plusieurs fois comme émé-
tique ; & continué ensuite comme
incisif. Ils recommandoient encore
une diéte légere, atténuante, peu nour-
rissante & beaucoup d'exercice (a).

_____

(a) *Quiescere non conducit, sed exer-
ceri , non repleri , juvenes veratro purgare ,
poplitem incidere, urinam mundare, tenuare
& mollire.* Hippocr. *lib.* 6. *epidem.*

*Ab omnium cibariorum saturitate cavere
convenit, & præcipuè dulcium , & caseario-*

C'étoit le moyen le plus efficace pour détruire le mucilage furabondant, & pour empêcher qu'il ne s'en formât une trop grande quantité. Bien loin de prefcrire.des boiſſons mucilagineuſes , ils confeilloient l'uſage de l'eau pure , ſoit chaude , ſoit froide , ayant le ſoin de la purger auparavant de toutes immondices & de toutes les parties étrangeres qu'elle auroit pu contenir (*a*). Cette précau-

rum & ſpiſſorum , & tenacium , & pinguium.... locis temperatis & in aëre puro fiant exercitia.... eſt enim deſidia imprimis noxia. **Galen.** in lib. attrib. de renum affect.

(a) *Quibus renes aut veſica progignandis calculis obnoxii ſunt , aquam coctione antequam refrigeretur , ne bibant , at partes terreæ fundum petent , & leves ſuperfluitant.* Hippocr. *in* 6. epid. *comment.* 4. *Aquæ in univerſâ victûs ratione , ſit puriſſi-*

tion quoiqu'excellente par elle-même
a pu donner lieu à une fausse opinion, sçavoir, qu'il y avoit certaines eaux graveleuses par elles-mêmes, dont l'usage journalier occasionnoit la pierre. Les pierres qui se
trouvent dans l'eau ou qui sont formées par son limon, sont d'une nature bien différente de celles qui se

ma & purgata, fluviales, palustres & om-
nes aquæ stagnantes, quæ segniter fluunt &
non commoventur, omnes generare lapidem
possunt. **Galen.** *in lib. attribut. de renum*
affect.

Aqua per victum purissimam esse & perco-
latam . . . . . potus aliàs sit aqua calida ,
fontana, pura, defecata, levis. **Aetius** *loco*
jam cit. **Ferrandus** *solitus est jubere tum*
crudam, tum coctam collari; quia defectu co-
laturæ, multæ aquæ sunt noxiæ, & coctura
colaturaque innoxiæ redduntur. **Ferrandus ,**
de nephritide & lithiasi, pag. 24.

M iij

trouvent dans le corps humain. Ce gravier d'ailleurs, ce fable que roulent avec elles certaines eaux, ne paffent point dans la maffe du fang après avoir été introduits dans l'eftomac : ils font précipités hors des inteftins avec ce qu'il y a de plus groffier dans les alimens. C'eft donc à tort qu'on accufe les eaux d'Arcueil d'occafionner la pierre, parce qu'elles forment des incruftations pierreufes dans les tuyaux à travers lefquels elles paffent. Ces pierres minérales n'ont aucune analogie avec les pierres animales ; elles donnent par l'analyfe chymique des principes qui font bien différens entr'eux. Leur origine n'eft pas la même ; elles ne peuvent donc pas être rangées dans la même famille. Le raifonnement nous conduit encore à détruire une

autre erreur. Plusieurs personnes pensent que les fruits, qui renferment
des pierres dans leur centre sont des
causes occasionnelles de la pierre
dans les reins & dans la vessie. Ces
pierres végétales ne traversent pas
les veines lactées avec le chile lorsqu'on a mangé de ces fruits. Elles ne
peuvent donc servir de noyaux à la
pierre qui se forme dans le corps humain. D'ailleurs il y a une si grande
différence entre ces pierres végétales
& les pierres animales, qu'il seroit
difficile de prouver comment les unes
pourroient servir de base & de germe aux autres. Il est vrai que certains fruits tels que les poires, ne sont
des mines fécondes de pierres, que
parce qu'ils renferment une grande
abondance de suc mucilagineux.
Alors ces fruits deviendroient par

cette raison des causes éloignées de
la pierre dans nos corps. Nous admettons volontiers ce raisonnement :
mais que l'on prenne garde que ce
suc sera brisé & altéré par la digestion, & qu'il doit se dépouiller de sa
qualité végétale, prendre la nature
animale avant de devenir cette glaire, ce mucilage épais, cette glue qui
est l'embrion de la pierre humaine.

Une théorie plus certaine d'une
maladie doit nécessairement conduire
à une pratique plus sûre & plus éclai-
rée. Ainsi la connoissance plus exacte
de la cause de la pierre, doit nous
faire entrevoir les moyens qui font
les plus propres pour la prévenir, ou
pour la dissoudre dans le corps humain. Suivant les principes établis on
conclura avec nous que pour prévenir la formation du calcul & en dé-

truire le germe, il faut éviter tout
ce qui peut épaissir la limphe & engendrer dans le sang une surabon-
dance de glaires. En conséquence on
doit avoir attention de ne faire que
de bonnes digestions. L'estomac est la
premiere fabrique du chile : si cette
liqueur nourriciere est épaisse & vis-
queuse, elle est portée ainsi dans les
vaisseaux lactés & sanguins qui ont
beaucoup de peine à la briser. C'est
pourquoi le régime doit être simple,
l'eau pure, la boisson la plus fami-
liere, le pain bien fermenté, choisi,
la viande légere & l'aliment de facile coction, préféré. On doit s'ab-
stenir des nourritures grossieres, comme le porc & les légumes, des boissons mucilagineuses qui n'ont pas
assez fermenté, comme le cidre nouveau & les bieres épaisses. On peut

fe permettre les mets un peu falés ou épicés, afin de divifer la vifcofité des fucs, & d'aiguillonner les forces digeftives.

Si l'on eft fi attentif fur tout ce qui doit former un chile doux, fluide & balfamique , on ne doit pas être moins fcrupuleux à foutenir la tranfpiration dans un degré convenable. Rien ne tend plus à l'épaiffiffement de la limphe & à la production des glaires que la fuppreffion de la tranfpiration. En effet lorfqu'elle eft fupprimée; fi elle eft repouffée du côté des inteftins , elle enfante des dévoiemens glaireux; fi elle eft portée du côté de la poitrine , elle produit des toux, des rhumes, des péripneumonies. Il eft donc néceffaire de faire un certain exercice pour prévenir ou détruire les glaires que peut pro-

duire une vie oisive ou trop séden-
taire. Exercice qui excitera la transpiration & qui favorisera en même tems
les digestions en donnant plus de jeu &
plus de ressort à tous les organes. Les
bains d'eau tiede, les frictions seches,
les amusemens qui exigent du mouvement, tels que la promenade à pied
ou à cheval, la chasse, les jeux d'e-
xercice, les voyages sont tous propres à ranimer le cours du sang, à
atténuer la limphe, à donner du ton
aux vaisseaux capillaires, à augmenter
l'excrétion qui se fait par les pores
de la peau.

Il est de certaines passions de l'a-
me, comme la tristesse & la mélancolie qui répriment l'insensible transf-
piration, & qui par cette raison deviennent les meres d'un grand nombre de maladies chroniques & peut-

être de la pierre même, ce produit de la limphe glaireuse. Il faut donc les éviter avec autant de soin que les chofes les plus nuifibles, ou avoir affez de force d'efprit pour s'en rendre maîtres & leur prefcrire des bornes. La gaieté, les douces émotions de l'ame, les plaifirs opérent des effets contraires, ils facilitent toutes les fécrétions, ils éloignent les maux, ils prolongent la vie. Il faut donc s'y livrer, mais avec retenue & modération, car toutes les extrémités font vices.

Les infufions chaudes, & théiformes augmentent doucement la tranfpiration & provoquent fort fouvent les fueurs. On peut par ce moyen remplir une double indication, c'eft-à-dire que dans l'intention où l'on eft de faciliter la tranfpiration, on peut encore choisir les plantes qui sont lithontriptiques. Elles sont presque toutes ameres ou aromatiques & contiennent un sel un peu âcre & une huile un peu stimulante. On fera aussi entrer ces mêmes plantes dans des bouillons, dans des aposêmes, dans des ptisannes. On en prendra les sucs, les extraits, les syrops ; en un mot on en fera usage sous la forme qu'on trouvera la meilleure & la plus commode. Voici la liste de plusieurs de ces plantes.

Les feuilles d'absinthe, d'ache, d'agératum, d'agripaume, d'alliaire, d'anis, d'anet, d'arnica, d'arum, d'aurone, de bétoine, de calament, de cerfeuil, de ceterac, de chelidoine, de chicorée sauvage, de cochléaria, de cresson alenois, de cresson d'eau, de dictame, d'eupatoire, de fenouil,

de frêne ; de germandrée, d'hépatique, d'hyſſope ,de laurier, de lierre, de lierre terreſtre, de liveche,
de marjolaine, de marrube, de ma-
tricaire, de méliſſe, de mente, d'o-
rigan, d'ortie morte, d'ortie grie-
che, de pavot cornu, de perſicaire
de piloſelle, de pinprenelle, de pouil-
lot, de romarin, de rue, de ſabine,
de ſarriette, de ſauge, de ſerpolet,
de tanaiſie, de thé, de thim, de
thlaſpi, de velar, de véronique, d'y-
vette.

Les fleurs de camomille, de petite centaurée, de genêt, d'houblon,
de lavande, de melilot, de muguet,
de ſaffran, de ſcabieuſe, de ſouci,
de ſureau, de tilleul.

Parmi les racines, l'ail, la ciboule, l'échalotte, l'oignon, le porreau,
la ſcille, celles d'ancolie, d'arrête-

bœuf, d'ariftoloche, d'aunée, d'af-
perges, de bardane, de boucage,
de carotte, de céleri, de chardon-
roland, de chardon-marie, de chauf-
fe-trape, de contrayerva, de doro-
nic, de fraxinelle, de fumeterre-bul-
beufe, de galanga, de gentiane, de
petit houx, d'iris, de meum, de na-
vet, de panais, de pain de pourceaux,
de perfil, de pivoine, de raifort,
de rave, de fouchet, de fcrofulaire,
de valeriane.

Les femences ou fruits d'alkekenge ou coquerelle, d'anet, d'anis, de
carote, de coriandre, de cumin, de
genievre, de grémil, de moutarde,
de nigella, de roquette.

La plûpart de ces plantes qui font
incifives, atténuantes, apéritives, fon-
dantes, ftomachiques, déterfives, diap.
noïques ont été recommandées con-

tre le calcul, soit des reins, soit de la veffie, & pouffent fortement par les urines. Elles ne doivent leurs ef-fets qu'à leur action immédiate fur la maffe glaireufe qui eft le rudiment de la pierre. C'eft ainfi que fans une théorie jufte & certaine, l'expérience a guidé les hommes vers des reme-des autorifés enfuite par une me-thode plus lumineufe & qui doit s'ac-corder avec la pratique.

Nous croyons encore que pour fe garantir de la pierre, il eft bon d'ê-tre attentif fur les trois précautions fuivantes. Elles paroiffent de peu d'im-portance parce qu'elles font fimples & faciles à exécuter ; mais elles n'en font pas moins utiles, elles font pri-fes dans la nature de l'objet, & tout homme prudent ne les négligera pas.

2°.

1°. Il faudroit n'uriner qu'après avoir fait quelque mouvement. Alors les glaires qui étoient dépoſées au fond de la veſſie, ſe mêlent avec l'urine & paſſent conjointement avec elle par le canal de l'uretre.

2°. Il ne faudroit point uriner, ſoit couché, ſoit aſſis ; parce qu'alors le fond de la veſſie étant plus bas que ſon col, les parties les plus groſſieres qui, par leur propre poids ſe précipitent toujours dans le fond, reſtent dans la veſſie, y ſéjournent, peuvent s'épaiſſir davantage par la ſeule chaleur du corps, & devenir le rudiment de la pierre.

3°. Il faudroit en urinant élever tellement la partie poſtérieure de la veſſie que la partie antérieure fût beaucoup plus baſſe. Il ſeroit bon même d'uriner

N

quelquefois étant entierement couché fur le ventre.

Il nous refte maintenant à parler
de la maniere de détruire le calcul,
lorfqu'il eft une fois formé. Le favon
de Mademoifelle *Stephens* eft déja un
fecours conforme à nos principes ;
mais il n'eft pas toujours fuffifant.
L'eau de chaux propofée par M.
Robert-Whytt, nous fait voir que
c'eft de l'alcali fixe qu'on doit attendre la guérifon de la pierre, & que
l'huile qui entre dans le remede de
Mademoifelle *Stephens* pour en former un favon, ne fert tout au plus
que de véhicule à l'alcali fixe, afin
qu'il foit introduit dans le corps fans
y produire des ravages. En réflé-
chiffant attentivement fur ces moyens,
on trouvera moins ridicules les idées

des anciens qui , pour diſſoudre la pierre , propoſoient le crane , la cervelle , le géſier brûlé de certains animaux. La combuſtion réduit toutes ces parties en une eſpéce de chaux animale qui a peut-être plus d'analogie avec nos humeurs , que toutes les chaux tirées du regne minéral.

Il eſt vrai que les effets de l'eau de chaux , priſe intérieurement , ſont fort lents. Avant qu'elle ait pû parvenir à la veſſie par le cours ordinaire de la circulation , elle eſt conſidérablement affoiblie par les puiſſances vitales. On a donc eu raiſon d'injecter ce remede dans la veſſie , parce qu'alors il agit avec toute ſa vertu , & immédiatement ſur le calcul. On a eſſayé pour cela pluſieurs méthodes , & celle de M. *Williams-Butter* paroît avoir le mieux réuſſie.

En avouant que ces raifonnemens font plaufibles, on objectera peut-être que la fenfibilité de la veffie irritée par le calcul eft fi grande , qu'elle ne pourra foutenir l'impreffion de l'eau de chaux, ou retenir l'injection pendant quelque temps. L'expérience a appris qu'il n'y avoit rien de plus propre pour appaifer cette irritation que les injections ; que l'eau de chaux ne peut pas faire trop d'impreffion fur la veffie , puifqu'en en appliquant une goutte fur l'œil qui eft un organe très-délicat, il la fouffre fans peine , elle ne peut donc produire aucune irritation fur une partie qui contient naturellement une liqueur beaucoup plus âcre. D'ailleurs il eft effentiel d'ufer de toutes les précautions néceffaires en pareil cas , comme de ne pas pouffer l'injection avec trop de viva-

cité , de ne pas trop emplir la veſſie ,
d'injecter la liqueur ayant un dégré
de chaleur convenable. Mais ce n'eſt
pas ici le lieu d'entrer dans tous ces de-
tails.

Cependant il peut arriver que la
pierre ſe trouve ſi dure & ſi ſemblable au caillou que l'on ne puiſſe eſpérer d'en guérir radicalement que
par le fer. La lithotomie eſt de toutes
les opérations chirugicales , la plus
cruelle & la plus dangereuſe. Pluſieurs Artiſtes habiles ont cherché à
en abreger les douleurs & à en diminuer le péril. De-là ont pris naiſſance
diverſes méthodes de tailler qui ont
chacune leur avantage. Celle qui eſt
ſans doute à préférer , eſt celle qui eſt
la plus prompte , la plus certaine , la
plus aiſée , la moins douloureuſe &
qui entraîne avec elle le moins d'in-

convéniens. Sans louer ni blâmer
aucun des appareils inventés jufqu'à nos jours, nous penfons que
le fuccès de l'opération dépend moins
du choix de l'inftrument, que de l'é-
lection de l'endroit à incifer. Nous
croyons auffi qu'on en doit plus
la réuffite à l'habileté & à la fureté
de la main de celui qui opére,
qu'à la forme de tous les lithotomes, foit cachés, foit découverts.
Tout inftrument eft aveugle, il ne
fait le bien ou le mal que par la main
qui le conduit; c'eft ici le cas où l'on
pourroit citer le proverbe vulgaire,
qu'il n'y a pas de bon outil entre les
mains d'un mauvais ouvrier. D'ailleurs celui qui réuffit avec tel inftrument qui paroît avoir des défauts,
en manieroit peut-être très-mal un autre plus parfait; il a donc raifon de

préférer l'inftrument avec lequel il réuffit le plus conftamment. Tel eft le jugement que nous portons fur toutes les conteftations qui fe font élevées de nos jours fur la conftruction particuliere des lithotomes. Ce n'eft pas que nous prétendions qu'on ne doive choifir l'inftrument le plus favorable, nous voulons feulement empêcher de donner la préférence à l'inftrument au détriment de la main la plus habile & de l'œil le plus éclairé.

Quant à l'endroit qui eft à incifer, il eft prefque marqué par le doigt de la nature. En coupant entre le mufcle érecteur & le mufcle accélérateur, on traverfe feulement un tiffu cellulaire, on ne bleffe aucune partie effentielle, on fe fraye une route aifée & fûre jufqu'a la veffie, on di—

N iiij

minue les souffrances & les dangers
qui accompagnent ordinairement une
opération aussi considérable. En effet
en formant la section à l'endroit indiqué , on ménage déja les muscles
érecteurs & accélérateurs qui perdent
souvent leur action lorsqu'ils ont été
coupés ; on épargne l'orifice & le
col de la vessie , les prostates , les
glandes de *Cowper* & leurs tuyaux ex-
crétoires ; parties dont la division entraîne de grands accidens après elle ;
on n'intéresse point les canaux qui
conduisent la matiere seminale dans
l'uretre , de leur oblitération s'ensui-
vroit l'impuissance ; on ne blesse pas
l'uretre même , & sa division est regardée comme la cause principale des
fistules qui restent après l'opération.
Toutes ces parties essentielles sont
épargnées en suivant le chemin dont

nous venons de parler, & toutes font coupées dans les méthodes les plus accréditées. C'eft donc avec raifon que nous avons foutenu que le fuccès de la lithotomie dépendoit plus du choix de l'endroit à incifer, que du choix de l'inftrument.

Il réfulte de tout ce que nous venons d'avancer.

1°. Que le germe de la pierre n'eft qu'une glaire qui a acquis une certaine folidité par une caufe prédéterminante.

2°. Que tout ce qui peut tendre à former des glaires dans le corps humain, & à épaiffir la limphe, devient une caufe occafionnelle de la pierre.

3°. Que les pierres animales étant d'une nature toute différente de celles qu'on tire, foit du regne végétal, ſoit du regne minéral, elles ne peuvent pas avoir la matiere premiere de ces dernieres pour principe.

4°. Que tous les médicamens qui tendent à détruire les glaires, doivent ſeuls être regardés comme les vrais lithontriptiques.

5°. Que ſi par les moyens indiqués on n'étoit pas aſſez heureux pour venir à bout de diſſoudre la pierre, & qu'il fallût ſe réſoudre & ſe ſoumettre à l'opération pour ſe délivrer d'un poids auſſi embarraſſant & auſſi douloureux, il vaut mieux avoir attention à l'endroit où l'on doit opérer & à la dextérité de l'opérateur qu'à l'inſtrument avec lequel on doit opérer.

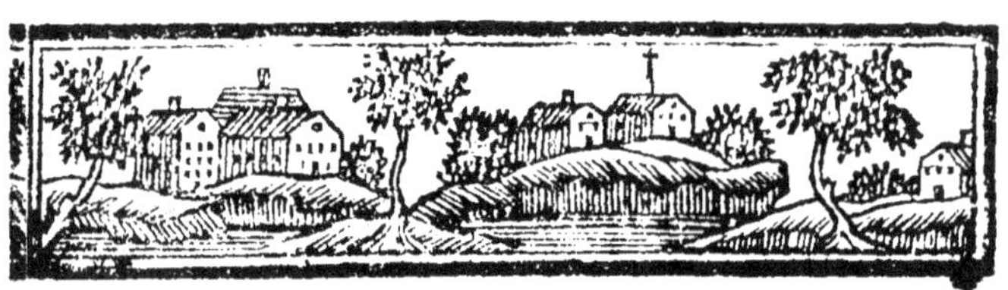

CONJECTURES

PHYSIQUES,

Sur la nature, la cause, les remedes, soit préservatifs, soit curatifs de la Rage.

IL arrive dans les Villes & dans les Campagnes tant d'accidens par les animaux enragés, que nous croyons rendre un service à la société en publiant nos réflexions sur une maladie dont le nom seul fait horreur, peut-être à cause de l'incertitude qu'on auroit d'en guérir, si l'on en étoit malheureusement attaqué. Au moins si nous n'avons pas atteint la vérité, quelques perfonnes, plus habiles que nous, pourront profiter de nos re-marques, & parvenir au terme que nous cherchions; d'autres préoccu-pées par une crainte affez bien fon-dée, qui feule pourroit leur occa-fionner le mal qu'elles voudroient éviter, fe raffureront, lorfqu'on leur préfentera des moyens foupçonnés efficaces pour les garantir, & de la rage, & de la mort.

Avant toutes chofes, il eft nécef-faire de remarquer qu'il n'y a que les chiens, les loups & les renards qui engendrent la rage de leur pro-pre fonds; les autres animaux ne de-viennent enragés que par communi-cation. Ceci feul pourroit nous faire regarder les chiens, les loups & les renards, comme des animaux de la même efpéce; mais ils ont encore bien d'autres traits de reſſemblance? Il n'y a qu'eux qui aient la verge oſſeuſe ; il n'y a qu'eux qui ſe nouent en s'accouplant ; il n'y a qu'eux qui , en s'accouplant enſemble , produiſent des animaux capables auſſi d'engendrer ; enfin ils manquent d'inteſtin colon , & le rectum prend immédiatement ſa naiſſance du cœcum; ils ont tous la veſſie fort petite ; mais ce qui paroît mériter le plus notre attention , c'eſt que l'on ne voit jamais ſuer ces animaux.

Lomnius décrit avec beaucoup de préciſion les ſignes diagnoſtiques d'un chien enragé. Ce que nous allons dire du chien , doit auſſi s'entendre du loup & du renard. Un chien attaqué de la rage , dit-il , a faim & ſoif; cependant il ne prend aucun aliment ſolide ou liquide ; il eſt attaqué d'un tremblement extraordinaire , il

a les yeux enflammés & farouches ,
il marche les oreilles baiſſées, il tire
la langue, il écume de la gueule , il
abboye ſouvent après ſon ombre ;
ſouvent triſte & inquiet, il court çà &
là ſans abboyer, il reſpire fréquemment & avec peine, comme s'il étoit
fatigué, il porte la queue entortillée
entre ſes jambes , il ſe jette indiffé-
remment & avec impétuoſité ſur tous
ceux qui ſe préſentent, pour les mor-
dre , il court précipitamment , ſans
ſçavoir où il va ; les autres chiens
qui ſont ſains , évitent ſa rencontre ,
ſon abboyement furieux leur fait horreur & les fait fuir.

Nous avons déja énoncé la cauſe
procarthartique de cette funeſte maladie ; c'eſt la ſueur interceptée. Quelque fatigue que l'on faſſe eſſuyer à un
chien, il ne ſuera jamais. On mit un

chien dans une fonderie de sucre,
tellement échauffée que le Thermo_
metre de Farenheit se tenoit à 146 degrés; le chien mourut après y avoir resté
28 minutes (a). La corruption de ses
humeurs fut si grande en si peu de
temps, qu'on ne pouvoit l'approcher
sans se trouver mal ; mais ce qui fait
la preuve de ce que nous avançons
c'est que l'on ne vit aucune marque de
sueur dans cet animal ; tandis qu'un
chat qui avoit été mis dans le même endroit en même temps, parut
aussi mouillé après sa mort, que si
on l'eût trempé dans l'eau. Il s'en-
suit donc de cette expérience, que
dans un chien , les parties salines &
sulphureuses de la sueur restent dans
la masse du sang ; c'est pourquoi le

(a) Boerrhaave, *Elementa Chimiæ* ,
tom. 1. pag. 148.

chien, & les animaux du même genre, comme le loup & le renard, donnent plus de principes volatils que le
veau, le mouton, le bœuf, le cheval,&c. (*a*) De-là nous concluons qu'il
doit se former dans ces animaux un
élément qui ressemble aux phosphores liquides; élément qui sera, si l'on
veut, la matiere électrique, qui n'attend que le frottement ou certaines
dispositions du sujet, pour être mise
en action. Que de la matiere de la
transpiration, il puisse se former un
levain ou véhicule qui contienne
beaucoup de particules ignées, nous
en appellons à des faits incontestables dont nous rendrons raison ; lorsqu'on frotte dans les ténebres un
chat à rebrousse poil, on voit plu-

(*a*) Lemery, cours de Chymie, pag.
558.

sieurs

fieurs petites étincelles s'échapper en l'air. Lorſque quelques perſonnes, ſur-tout les rouſſes, ſe peignent pendant la nuit, il tombe de leur tête une quantité prodigieuſe de ces étincelles. On a vu encore des hommes, qui après avoir fait un violent exercice, faiſoient paroître le même phénomène en ſecouant leurs habits dans l'obſcurité. (*a*) Or il eſt vraiſemblable que ces étincelles ſont produites par les parties ſalines & ſulphureuſes de la ſueur qui ſe trouvent ramaſſées & combinées enſemble, & qui s'allument d'elles-mêmes dans un air libre, comme il arrive aux phoſphores urineux. Ce qui ſe paſſe à l'extérieur de nos corps, peut ſe paſſer

(*a*) *Vid. Fortunium Licetum de monſtrorum cauſis, natu. & diff. lib. 2. cap. 48.*

O

auſſi au-dedans, ſur-tout quand les mêmes principes s'y rencontrent, & peuvent être mis en action de la même maniere.

Mais de même qu'on ne retire la matiere lumineuſe & brûlante de l'urine, qu'après qu'on en a fait évaporer l'humidité & qu'on l'a laiſſée fermenter ; de même auſſi cette matiere ſaline & ſulphureuſe retenue dans le ſang, ne formera un phoſphore dans les chiens que lorſqu'ils auront éprouvé la faim & la ſoif pendant quelque temps, qu'après de grandes fatigues, que pendant les grandes chaleurs ; & ce qui paroît contradictoire, pendant les grandes gelées, ou bien lorſqu'ils auront mangé des viandes pourries : le phoſphore eſt déja tout préparé dans cette ſorte de nourriture. Le bois pourri eſt un phoſphore,

(*2*) on voit quelquefois paroître une lumiere fur les tombeaux; les harengs, la morue, les merlans, la chair,& quelques autres corps brillent dans l'obfcurité, lorfqu'ils font prêts à fe corrompre.

Ces phofphores liquides qui fe forment dans le corps des animaux doivent retenir la nature des principes

(*a*) Le Cucujos ou la mouche luifante de l'Amérique eft fort commune à faint Domingue ; on la trouve ordinairement dans les troncs d'arbres pourris ; le P. *Dutertre*, dominicain , dans fon hiftoire naturelle des Antilles , s'infcrit en faux contre le fieur de *Rocheford* ; qui affure que ces mouches ne vivent que de fleurs (Rochefort , hiftoire naturelle des Antilles. Cap. 16. art. 2. pag. 138. & fuiv.) puifque , lui-même il en a nourri de bois pourri & que celles qui font dans la Guadaloupe , femblent ne vivre d'autre chofe.

dont ils ont été formés. Nous venons de voir que la fueur arrêtée donnoit lieu à ces phofphores ; or nous pouvons juger de la fueur par l'urine. Si ces deux liqueurs paroiffent analogues, & contenir les mêmes principes ; l'une peut fuppléer à l'autre, de forte que lorfqu'on fue beaucoup, on urine moins, & lorfqu'on ne fue pas, on urine davantage. L'urine & la fueur peuvent être provoquées par les mêmes remédes : c'eft ainfi que l'on voit les diaphorétiques devenir diurétiques, lorfque les fueurs font empêchées par quelque caufe ; c'eft ainfi que fuivant les difpofitions des malades, l'on voit les diurétiques devenir fudorifiques.

Mais l'urine contient un fel ammoniacal, c'eft-à-dire, un fel alkali volatil urineux, joint à l'acide du fel marin. Ce fel paroît plus développé dans les chiens que dans les hommes ; car lorfqu'on en fait l'ouverture, l'on fent toujours une odeur difgracieufe d'urine : il faut donc qu'il y ait dans ces animaux quelque chofe qui mette ce fel en action, & le fubtilife davantage. L'expérience nous apprend qu'auffi-tôt qu'on a mêlé la chaux vive avec le fel ammoniac, il en exhale une odeur d'urine prefqu'infuportable. La raifon eft que la chaux qui eft un alkali, abforbe l'acide du fel ammoniac & donne la liberté aux fels volatils urineux. Ces deux corps, la chaux & le fel ammoniac forment un phofphore, lorfqu'ils font unis enfemble ; c'eft celui qu'a découvert *Homberg* (a).

Ainfi la nature du levain hydro-

(a) Lemery, pag. 699.

O iij

phobique doit ressembler à celle de ce phosphore, c'est-à-dire que les parties volatiles urineuses doivent être unies à des soufres éthérés, tandis que l'acide du sel ammoniacal qui se trouve dans l'urine & dans la sueur, sera absorbé par quelque alkali fixe, comme peut être la chaux. Pour ne rien avancer ici sans preuves, il est bon d'examiner d'où peut sortir ce principe de chaux dont nous venons de parler ; de même que le célebre Boerhaave, nous ne reconnoissons pas de matrice, qui, comme un aiman, attire le feu élémentaire. *Elem. Chimiæ, T. 1. pag.* 108. Mais nous admettons avec lui des bases qui retiennnent très-long-temps les particules de feu, comme le font voir les expériences de Tschirnaus, d'Homberg & de Hartsoeker, telles sont toutes les terres

fixes, les pierres, les fels fixes, &c.
Ibid. pag. 138. Or la partie volatile
de l'urine ou de la fueur étant dégagée, que refte-t-il ? fi non une terre
& un fel fixe, c'eft-à-dire, une matrice propre à recevoir & à contenir le
feu élémentaire : or la chaux eft une
terre jointe à un fel alkali fixe que
vous ne pouvez jamais tirer de la
chaux, parce qu'il eft dépouillé d'une
partie de fon effence, j'entends fa
partie volatile ; c'eft ainfi que le fel
Ammoniac fera détruit, fi vous lui
enlevez fa bafe, je veux dire l'acide
du fel marin. Ceft donc envain qu'on
a cherché jufqu'ici le fel de la chaux
pour y parvenir, il faudroit préfenter à fa bafe fixe un fel volatil convenable. Nous conclurons donc ici
qu'une terre fixe, jointe à un fel fixe,
telles que nous avons dit refter après

l'exaltation du fel volatil de la fueur, doit former une chaux proprement dite.

Ces principes une fois établis, il n'eſt pas difficile d'expliquer les ſimptômes extraordinaires qui accompanent la rage. Cette maladie qui ne ſe communique que par la morſure d'un hydrophobe ou par ſa ſalive qui aura été deſſéchée ſur la peau, nous apprend aſſez que la ſalive eſt le véhicule de ce levain phoſphorique ou électrique. A peine une ſeule goutte de cette ſalive empoiſonnée eſt-elle entrée dans la maſſe du ſang, qu'elle attaque la matiere de la ſueur qui lui eſt congénere, & fermente ſourdement avec elle pour produire enſemble les plus funeſtes accidens, quelquefois plutôt, quelquefois plus tard; mais le plus ordinairement après

quarante jours. Que ce levain faifif-
fe la fueur , il n'en faut pas d'autres
preuves que celle que nous fournit
l'expérience. On ne peut voir fuer
aucun hydrophobe , quand bien même on lui feroit faire ufage des diaphorétiques , & des fudorifiques les
plus forts. Les bilieux & les mélan-
coliques ne font plus fufceptibles de
cette maladie que les autres hommes
que parce que les perfonnes de ces
tempéramens tranfpirent moins que
les autres.

Dans les hommes les premiers fignes de l'hydrophobie , font le refferrement de poitrine , le penchant
à fe mettre en colere fans aucun fujet , le fommeil troublé, l'infomnie,
la pefanteur d'eftomac, le baaillement
& la fréquente extenfion des membres ; le malade fe plaint qu'un air

trop groſſier l'environne , & il ſe
ſent beaucoup plus peſant qu'à l'ordinaire ; la mélancolie le ſaiſit , il évite
le grand jour , il s'abſtient de boire ,
il ſent quelquefois une douleur de
morſure & d'irritation à la partie
bleſſée.

Quand la maladie eſt confirmée ,
les malades ſont inquiets, ils écument
de la bouche, leur regard eſt affreux ;
quelques-uns aboient comme des
chiens , & tordent leur col & leur
goſier, comme font ces animaux ,
lorſqu'ils ſont irrités ; ils ne peuvent
dormir, & ils ont une telle horreur
de tout liquide, qu'ils ne peuvent pas
même regarder aucune liqueur, ſans
être dans une conſternation terrible ,
loin d'en pouvoir avaler une ſeule
goutte ; c'eſt-là le ſigne pathogno-
monique de l'hydrophobie, conſom-

mée, & les malades périssent deux ou trois jours après cette derniere catastrophe Mais ce qu'il y a d'étonnant, c'est que ces hommes si violens dans leurs paroxismes, s'adoucissent tout à coup & raisonnent avec toute la connoissance possible.

Les simptômes qui ont paru les plus extraordinaires dans cette maladie, sont la fuite de la lumiere & l'horreur de toute boisson.

Sans nous embarasser ici dans tout le détail de la nature de la lumiere & la maniere dont elle fait impression sur nos corps, le premier de ces simptômes peut s'expliquer par une expérience qui fait d'abord comprendre que selon nos principes la chose doit arriver ainsi. Pour rendre lumineuse la pierre de Boulogne calcinée, il ne suffiroit pas de lui faire recevoir la lumiere d'un lieu fermé , comme d'une chambre ou d'une fale, il eft néceffaire de l'expofer au grand jour & dans le temps que le foleil eft fur notre horifon. La lumiere mettra donc en action ce levain phofphorique dont nous avons parlé ; ce qui caufera un cruel fupplice aux hydrophobes , & leur fera éviter le grand jour & toutes les chofes tranfparentes.

Un homme attaqué de la rage, quoique preffé d'une foif violente ne boit pas. Ce phénomêne ne paroîtra plus fi furprenant, lorfqu'on fera attention à ce principe canftique & femblable à la chaux que nous avons dit devoir fe rencontrer dans le virus hydrophobique. Si vous tenez de la chaux vive dans votre main, elle ne vous brûlera point ; fi vous jettez de l'eau deſſus, la douleur qu'elle vous cauſera, vous forcera de la jetter promptement. Il en eſt de même des hydrophobes ; les liqueurs doivent leur cauſer l'impreſſion la plus vive, & leur donner par conſéquent une horreur invincible pour toute boiſ-ſon.

Pour confirmer l'éthiologie de cette funeſte maladie, conſidérons maintenant ce qui a été obſervé dans l'ouverture des cadavres des perſonnes mortes enragées. 1°. Les arteres étoient remplies d'un ſang fort liquide, dit Taurry, & les veines en avoient très-peu ; il ne ſe trouva de ſang caillé en aucun endroit ; le ſang même ne ſe coaguloit point à un air froid. Ce phénoméne doit ſon origine aux particules ignées qui tiennent le ſang en diſſolution ; le feu met en fusion les matieres les plus compactes : d'ailleurs l'expérience nous fait voir que l'esprit volatile du sel ammoniac, tiré par le moyen du sel de tartre, se coagule étant mêlé avec l'esprit de vin, tandis que celui qui est tiré par le moyen de la chaux ne se coagule point avec l'esprit de vin ; ce qui n'arrive sans doute qu'à cause des parties du feu que la chaux lui a communiquées. Or nous avons prouvé que dans le virus hydrophobique, il se rencontroit des principes approchans de la nature du sel ammoniac & de la chaux : donc ce sont les corpuscules de feu qui dissolvent & agitent le sang des hydrophobes même après leur mort; car pour qu'il y ait coagulation, il faut une liaison & un repos de parties.

Le sang est retiré dans les arteres,

parce qu'il s'eſt trouvé une réſiſtance aux extrémités capillaires des veines. Cette réſiſtance nous eſt indiquée par le reſſerrement de la poitrine dans les hydrophobes, par les baillemens, par la fréquente extenſion des membres, &c. Cette réſiſtance peut venir de la criſpation desTuyaux capillaires veineux, laquelle a été produite par l'âcreté cauſtique du levain hydrophobique.

2°. Le Cerveau & toutes ſes parties étoient beaucoup plus ſeches qu'à l'ordinaire, auſſi-bien que le commencement de la moëlle de l'épine. Par cette obſervation, l'on peut expliquer l'inſomnie, le ſommeil troublé, la triſteſſe, la mélancolie, la pente à ſe mettre en colere, & la fureur des perſonnes enragées.

3°. L'œſophage étoit enflammé,

la tranchée artere l'étoit même un peu ; il y avoit au fond de l'estomac environ trois cuillerées de glaires d'un brun assez foncé ; la vésicule du fiel étoit pleine d'une bile presque noire ; enfin le péricarde avoit très-peu d'eau. L'explication particuliere de chacun de ces phénoménes donneroit trop d'étendue à ce mémoire ; c'est pourquoi il nous suffira d'avancer qu'on n'y entrevoit rien qui détruise nos principes , & qui n'y soit conforme.

La prompte putréfaction des cadavres des hydrophobes, & l'odeur infecte qu'ils répandent lorsqu'ils sont ouverts , nous indiquent assez le mélange volatil d'un principe salin & ammoniacal, avec un principe sulphureux & semblable à celui de la chaux ; car tous les phosphores urineux sont

d'une

d'une odeur fort incommode, il n'y a que ceux-là qui puiſſent s'allumer dans le corps humain, & le levain hydrophobique tient de leur nature. Ayant expliqué la nature de la rage, ſelon les principes qui nous ont paru les plus ſimples & les plus vrai-ſemblables, nous allons chercher maintenant les préſervatifs de cette cruelle maladie. Le bain de la mer a paſſé de tout temps comme un remede ſûr pour prévenir la rage ; l'expérience nous en a montré les heureux ſuccès, & la raiſon preſque toujours plus tardive que l'expérience, nous démontre la réalité de ce préſervatif.

En effet le ſel marin & ſon eſprit acide ne fermentent point avec l'eau de chaux, & ne la troublent point (a);

(a) Geoffroi mat. med. part. 1. *de foſſilibus.*

P

la chaux s'unit intimement avec l'acide du sel marin, comme on peut voir dans la distillation de l'esprit volatil du sel ammoniac : d'un autre côté l'acide du sel marin a une grande facilité à se joindre avec les sels volatils urineux, comme on peut le voir dans la composition du sel ammoniac : que conclure de tout cela ? le voici.

Nous avons dit que le virus qui occasionnoit & produisoit l'hydrophobie, étoit un levain composé de sels volatils urineux, séparés de leur sel acide & joints à un soufre très-délié qui se trouvoit dégagé de son sel & de sa terre. Qu'arrivera-t-il, si l'on présente à ce levain une certaine quantité de sel marin ? La chaux une fois soulée d'acides, l'acide du sel marin devenu prédominant, saisira les sels volatils urineux , alors le sel ammoniac se trouvera rétabli; le soufre devenu libre se logera dans la terre , avec laquelle il étoit analogue , & reprendra son ancienne nature , donc le phosphore sera détruit ; donc le sel marin est un remede approprié pour la rage ; donc tout sera rétabli sans trouble , puisque le sel marin ne fermente pas avec la chaux ; donc le bain de la mer doit être regardé comme un spécifique dans l'hydrophobie

Nous croyons que pour se préserver de la rage , il n'est pas nécessaire d'aller à la mer , le bain domestique peut suffire. Un bain d'eau de riviere dans lequel on fait dissoudre une grande quantité de sel marin , doit avoir la même vertu. On trouve dans l'histoire de l'Académie Royale des

Sciences (année 1699.) des exemples d'hydrophobes guéris principalement par des immerſions fréquentes dans l'eau ſalée , dont on arroſoit auſſi les malades , juſqu'à les réduire preſqu'aux abois.

Avant toutes choſes il faut ſcarifier la plaie, y appliquer les ventoufes, ou la brûler avec un fer chaud; enſuite l'on penſera l'ulcere avec l'eau ſalée , & on l'entretiendra ouvert long-temps par le moyen du ſel marin. Cette pratique eſt conforme à celle que conſeillent les plus célebres Médecins ; & ſelon nos principes , le ſel marin bridera le virus hydrophobique, le décompoſera , & l'empêchera par conſéquent d'entrer dans le ſang avec toute ſon énergie.

Pour completter la cure prophy-

lattique de l'hydrophobie ⸎ nous con-
feillerions de prendre des lavemens
avec de l'eau falée, & de fe mettre à
une boiffon impregnée de fel marin,
dans laquelle on auroit mis quelques
gouttes de fon efprit acide. L'on connoît affez l'admirable effet du fel marin pour empêcher la fermentation
& la putréfaction des liqueurs, d'ailleurs par cette admirable propriété
qu'il a de fe joindre facilement avec
les fels volatils urineux, il les entraî-
nera avec lui par les voies de l'urine
ou de la tranfpiration, & empêchera
par conféquent la formation du phofphore.

Enfin pour faire entrer le fel marin dans la maffe du fang par toutes
les voies poffibles, on pourroit faire
des cataplâmes, des emplâtres, des
fachets, des ceintures, &c. compo-

fés de fel marin, lefquels on appliqueroit fur différentes parties du corps : le fel fe trouvant alors diffous par la tranfpiration , pénétreroit par les pores de la peau , & entreroit dans la route commune de la circulation.

Cependant fi malgré tous les foins la maladie venoit à fon dernier période,il faudroit avoir recours à d'autres remedes ; on doit le faire avec d'autant plus de fécurité , qu'il n'y en a aucun de connu jufqu'à préfent. Nous en propoferons un qui paroît conforme à nos principes, & que les inductions rendront encore plus vraifemblable. Le camphre eft le reméde que nous penfons être le fpécifique de la rage confirmée. » Le cam- » phre, dit Lemery, (a) empêche la

(a) *Ibid. pag.* 689.

» lumiere du phoſphore urineux tant
» qu'il y eſt mêlé ; ce qui eſt éton-
» nant ; car ce mixte eſt preſque tout
» ſoufre volatil qui ſemble bien con-
» venir à la nature du phoſphore : il
» faut qu'il y ait dans le camphre quel-
» qu'eſpéce de ſel qui en fixe le ſou-
» fre & l'empêche de prendre feu.

Cette expérience nous paroît très-décifive pour notre ſyſtême ; obſervons encore que le camphre, a été regardé de tout temps comme un excellent reméde pour réfiſter à la malignité des humeurs & pour empêcher la gangrenne, pour s'oppoſer aux progrès de la peſte & même la détruire (a).

(a) *Caphuram inter validiſſima peſtis alexiteria non immeritò repoſuerim . . . . tempeſtivè autem data, plus virium obtinet, quàm vel pretioſa quædam medicamenta beſoardica. Nihil enim ſinit putreſcere, & ve-*

P iiij

Dans quelle autre maladie peut-il y avoir une plus grande corruption, que dans l'hydrophobie ? De plus, il n'y a pas de remede plus commode que celui-là. Si le malade ne veut rien prendre , comme il arrive fouvent, il faut lui en mettre un morceau au col ; le camphre en s'exhalant pénétrera infenfiblement par les pores & par la voie de la refpiration.

nenofos disjicit halitus. Attamen in magnis capitis & ventriculi doloribus , hâc cautè, aut vix unquàm utendum admonemus ; licèt extrinfecùs frontis embrochiis , fpleniis & perfufionibus in pefte , indita, femper nobis vifa fit plurimùm profuiffe. Quare his qui caphuram non commodè ferunt ; diafcordium, aut alia antidota , camphoram vel omninò non, vel in parva quantitate fufcipientia , longè erunt falubriora. Alioqui cœterorum alexiteriorum vires fubtili penetrationis vi , ad cordis penetralia celeriter,

C'eſt ainſi qu'on a vu le camphre en forme d'amulette guérir les fiévres intermittentes. Ne diroit-on pas que la nature n'auroit donné à cette réſi- ne la faculté de s'exhaler ſi facilement, que parce que les hydrophobes ont une grande difficulté d'avaler : cependant il ſeroit avantageux de faire prendre en lavement ce médicament, diſſous dans un menſtrue convenable, & de tenter toutes ſortes de moyens pour le faire entrer dans le corps.

Comme ce ſecours n'a pas été em-

& pernici quaſi motu devehit ... verum tamen vix unâ doſi , duo vel tria grana exceſſerim.

Mindererus, lib. de peſte , pag. 196. 214. 346.

Joan. Rodolphus Camerarius Sylloges memorabilium Medicinæ centuriâ 4. *art.* 1. *pag.* 253.

ployé, nous ne pouvons trop infifter fur l'analogie & fur les inductions. Un célebre Médecin a guéri (*a*) la morfure d'une vipere, & calma tous les accidens par les fels alkalis volatils. Cent perfonnes ont été témoins de ce fait, & de l'heureux fuccès de ce contre-poifon (*b*). Voici donc une morfure venimeufe & qui peut occafionner la mort, fi on n'y apporte un prompt remede, guérie par des fels extrêmement pénétrans & très-volatils. Ainfi la rage qui fe communi-

(*a*) M. Bernard de Juffieu, de l'Académie Royale des Sciences de Paris, de Berlin.

(*b*) Voyez le Mercure de France, Septembre 1747. Voyez la Thèfe de M. Morand, Médecin. *Ergo fpecificum viperæ morfûs antidotum, alkali volatile.* 13 Novembre 1749.

que par une morſure envenimée ,
pourroit ſans doute également être
guérie par un reméde pénétrant &
facile à s'exhaler. Ainſi quoique l'hydrophobie ſoit une maladie très-in-
flammatoire & le camphre très-in-
flammable , il peut ſe faire néanmoins que ce médicament change de
nature , étant mêlé avec le levain de
la rage ; qu'il empêche l'action du
phoſphore & la détruiſe totalement.
D'autant plus que cette réſine volatile renferme un acide très-ſubtile ,
& que tous les acides ſont excellens
dans la putréfaction & dans tous les
cas de la diſſolution du ſang.

L'eſpérance que nous avons qu'on
ne jugera ces conjectures que ſur le
motif du bien public qui nous les a
dictées , nous engage encore à haſar-
der quelquels idées. Le phoſphore

diſſous dans l'eſprit de vin, ne jette aucune lumiere. Le phoſphore écraſé dans un linge trempé dans l'eſprit de vin ne l'enflamme point, quoiqu'il le touche immédiatement. Si l'on met le phoſphore en digeſtion avec de l'eſprit de vin, & que l'on mette ce mêlange dans une phiole, on aura beau ſecouer la phiole, on n'y verra pas paroître de lumiere, quoiqu'on chauffe même la phiole en l'approchant du feu avant de la ſecouer. Cependant cet eſprit de vin empreint de phoſphore a une propriété ſurprenante ; car ſi l'on jette quelques gouttes d'eau commune, chaque goutte produit une lumiere qui diſparoît auſſi-tôt comme une éclair. Nous pourrions ſans effort étendre ici nos raiſonnemens & adapter tous ces faits à notre ſyſtême ; mais les esprits conséquens sentiront bien les avantages qu'on peut tirer de ces expériences dans notre supposition.

Ce qui n'étoit qu'une conjecture pour nous dans le temps que nous écrivions notre mémoire, devient une espéce de certitude par les expériences qui en ont été faites. Le Docteur *Nugent* a employé avec succès le camphre dans l'hydrophobie, maladie qu'il regarde plutôt comme spasmodique, que comme inflammatoire. Voilà pourquoi il conseille encore le musc, l'opium, &c. (*a*). Le camphre entre anssi dans la poudre que M. Cobb (*b*) a publié contre

(*a*) Essai sur l'hydrophobie, par Christophe Nugent, D. M. à Bath. 1755.

(*b*) Cobb-Baronet apporta ce reméde des Indes Orientales.

l'hydrophobie & les maladies con-
vulsives.

Nous lisons dans une lettre de M.
Dumonchaux une suite de raisonne-
mens qui confirme absolument notre
doctrine (*a*). S'il est vrai , dit-il,
comme on ne peut pas en douter,que
l'alkali volatil guérisse les morsures
de viperes , & les accidens qu'elles
causent en s'opposant à la dégénéra-
tion alcalescente des humeurs , je
» dis que toutes les substances puis-
» samment antiseptiques ; que l'alun ,
» par exemple , le camphre, le bo-
» rax, la mirrhe, &c. doivent avoir le
» même effet ; & que ces remédes
» pourroient être substitués à l'alkali
» volatil; ou qu'ils pourroient sup-
» pléer au défaut de l'eau de Lusse.Eh

_____

(*a*) Pag. 27. cette lettre se trouve à la
suite de la bibliographie Médicinale. 1756.

» pourquoi n'auroit-on recours qu'à
» l'eau de Luſſe? Il peut arriver qu'il
» ſoit impoſſible d'en avoir d'abord,
» & dans ce cas on abandonneroit
» donc le malade ; il vaudroit bien
» mieux recourir aux médicamens
» que je viens de nommer, ou même
» s'en tenir aux plantes animales,
» à l'ail, au cochléaria, , au Sinapi,
» au raifort, &c. qu'on trouve par-
» tout, & qui équivalent ſans doute
» à l'eau.de Luſſe en propriété, puiſ-
» que comme elle ces plantes con-
» tiennent un alkali volatil, bien
» développé : qui ſçait même ſi
» les *cruciferes*, ſi l'Alun, le *camphre*,
» le Borax, l'eau de Luſſe, ne ſeroient
» pas auſſi merveilleux dans la gué-
» riſon de la rage.

   » Cette cruelle maladie n'eſt-elle
» pas cauſée par l'intromiſſion d'une

» portion de venin, c'eſt-à-dire, d'une
» portion de ferment putreſcent ?
» N'eſt-ce pas un accident tout à fait
» analogue (ſi ce n'eſt, qu'il eſt bien
» plus terrible, & accompagné de
» ſymptômes plus effrayans) à celui
» de la morſure d'une vipere ? Les
» accidens qui la caractériſent, ceux
» qui les cauſent, les ſymptômes qui
» l'accompagnent, enfin l'ouverture
» des cadavres des malheureuſes vic-
» times de la ſuperſtition, de la pu-
» ſillanimité, ou même de l'impéritie
» des Médecins, tout démontre évi-
» demment qu'un hydrophobe ne
» ſuccombe à la grandeur de ſon
» mal, que parce que les humeurs
» devenues trop alkaleſcentes, ont
» acquis une acrimonie exceſſive,
» qui déchire les plus petits vaiſſeaux

qui

» qui dérange, détruit l'œconomie
» du cerveau, &c. " *

Deux grains de camphre mêlés
avec de l'eau, dit le docteur Pringle,
conserve mieux la viande que 60
grains de sel marin (a). Je suis per-
suadé que si l'on pouvoit empêcher le
camphre de s'évaporer, ou de s'attacher
aux parois de la phiole, un demi grain
auroit suffi. Aussi, ajoute-t-il plus loin,
le camphre est trois cent fois plus antiseptique que le sel marin, ( ) c'est

* Voyez les dissert. de Ferd. Hoffman,
de Camphorâ, l'autre *de putredinis doctri-
nâ*, & la troisiéme *de pleuridite & perip-
neumoniâ.*

(a) Traité sur les substances septiques &
antiseptiques, Expér. 7 Il se trouve à la
suite des observations sur les maladies des
armées.

(b) Expér. X.

Q

pourquoi si l'on a quelque confiance dans le bain de la mer pour la cure de la rage, de quelles espérances ne doit-on pas se flatter en administrant le camphre qui surpasse en vertu antiseptique le sel marin ?

Le même Docteur Anglois prescrit le camphre dans les fiévres inflammatoires en petites doses pour diminuer l'inflammation, calmer les symptômes du genre nerveux, exciter une sueur douce, & se précautionner de bonne heure contre la corruption (T. 1. pag. 206.) & ne l'ordonne que lorsque le pouls s'adoucit : il le recommande dans les fievres malignes, (tom. 2. pag. 86. & 101.) lorsque le délire est procuré par un état de foiblesse, le délire provient également de deux causes opposées ; les saignées abondantes & réitérées, le vin & les cordiaux donnés de trop bonne heure.

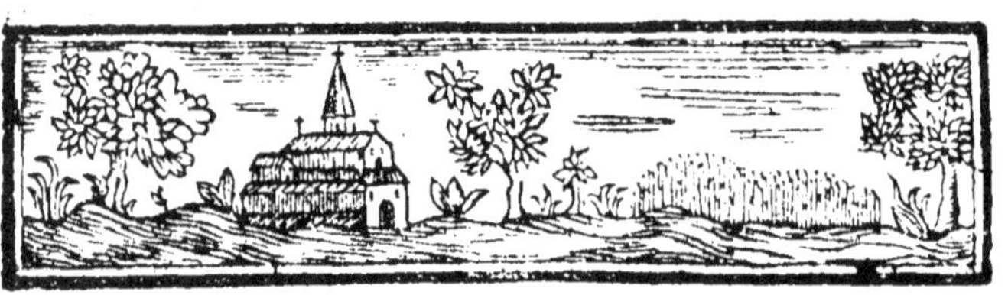

MEMOIRE

OÙ L'ON FAIT L'HISTOIRE
des observations sur le pouls,
& quelques remarques sur le
pouls des regles & des hémor-
roïdes.

GA*lien* a donné un systéme fort
étendu sur le pouls ; mais ce
systême détruit par les idées des modernes, est entierement tombé dans
l'oubli. Cependant parmi toutes les
espéces de pouls énoncées par ce célebre commentateur d'*Hippocrate*,
on trouve la description d'une espéce
qui annonce la sueur. Cette espéce a

Q ij

réſiſté à toutes les critiques, elle a été depuis admiſe par tous les Praticiens. Dès ce premier rayon de lumiere, n'auroit-on pas dû préſumer que, puiſque la ſueur étoit annoncée par une eſpéce particuliere de pouls, toutes les excrétions pouvoient & devoient de même être précédées d'un pouls qui leur eſt propre ? *Proſper-Alpin* (a) rapporte exactement l'hiſtoire d'une fille âgée de vingt ans, guérie par un flux d'urines épaiſſes, annoncées par les périodes de l'intermiſſion du pouls, qui devenoient par degrés plus courtes & plus fréquentes à proportion que la criſe approchoit. Il n'a pas été frappé lui-même du prix de ſon obſervation & de l'étendue de la carriere qu'elle lui ou-

(a) *De Præſagiendâ vitâ & morte Lib.* 4. *Cap.* 4.

vroit ; elle eft reftée dans l'oubli , &
a été entierement négligée pendant
deux cens ans , comme un monftre
fans vie , produit par le hazard , un
pur jeu de la nature. De même auffi
Wierus (a) donne-t-il une obfervation qu'il n'a ni entendu ni expliqué.
C'eft un hiftorien fidéle qui rapporte
des faits fans en fentir l'importance.
Un Gentilhomme eft guéri d'une
fiévre maligne par le vomiffement &
les évacuations de matieres bilieufes
& fétides dans le temps que le pouls
étoit intermittent. Cette lueur n'é-
toit pas apparemment fuffifante pour
diffiper tant de ténebres , & la vérité ne marche point à pas fi précipités.
Il a fallu l'intervalle immenfe de tems
qui s'eft écoulé entre le pere de la

(a) *Apud* **Georg.** Horft. *fen. obferv. med.
fingular. Lib.* 11. *obf.* 8.

Q iij

Médecine & notre siécle, pour fran-
chir des obstacles qui nous paroissent
aujourd'hui bien foibles, c'est-à-dire,
pour tirer une conséquence très-sim-
ple de prémisses bien établies. Mais
on n'avoit pas encore démontré la
circulation du sang, & l'on ignoroit
les fonctions essentielles des artéres.
Au défaut de cette connoissance, nos
peres avoient recours à l'inspection
des urines pour prédire & connoître
les crises. Comme on ne tarde pas à
abuser des meilleures choses, on ne
prescrivit pas de bornes assez étroites
à cette derniere doctrine, & d'une
science utile, on en fit un pur char-
latanisme.

Il étoit donc réservé à *Solano de
Luques*, Médecin Espagnol, qui vi-
voit à *Antequera*, au commencement de ce siécle, de distinguer les

vrais caracteres du pouls , & de connoître ce que chacun de ces caracteres annonce , foit pour la fanté , foit
pour la vie des malades. Il a rendu
compte de fes obfervations dans un
ouvrage qui a pour titre *Lapis Ly-
dius Apollinaris* , immenfe & en-
nuyeux , *in-folio* , dans lequel le
principal fujet eft comme englouti
dans un nombre infini de digreffions
étrangeres , de differtations & de ha-
rangues , confondues dans un labi-
rinte de raifonnemens & de faits. Cet
ouvrage tomba en 1737. entre les
mains de Monfieur *Nihell* , Médecin
Irlandois, établi alors à Cadix , qui
eut le courage de le dévorer & la
force de le digérer ; cependant il le
trouva fi obfcur qu'il prit le parti
d'aller à *Antequera* , qui n'eft éloigné de Cadix que d'environ 30 lieues ,

Q iiij

pour demander à l'Auteur des éclair-
ciſſemens dont il avoit beſoin, *Solano* le rendit pluſieurs fois témoin de
la juſteſſe des prédictions faites ſuivant ſes principes. Depuis ce tems-là
M. *Nihell* a fait d'heureuſes applica-
tions de ces regles ; c'eſt ce dont il
rend compte dans un recueil d'obſervations qu'il a publié ſur ce ſujet, &
qu'il a dédié au docteur *Mead* célebre Médecin de Londres.

M. *Lavirotte*, Médecin des Facultés de Paris & de Montpellier, que la
mort nous a enlevé à la fleur de ſon
âge au commencement du mois de
Mars 1759. a donné en 1748. une
traduction de l'ouvrage de M. *Nihell*
avec une préface dans laquelle il fait
très-bien ſentir l'importance de la
matiere traitée dans cet ouvrage.

(*a*) M. *Senac*, premier Médecin du Roi dont on admire autant la sagacité, que le sçavoir, fut bientôt frappé des observations de *Solano*, & pour les vérifier » il fit mettre, étant à Bru-» xelles, plusieurs soldats malades » dans une sale particuliere de l'Hô-» pital ; il observa toujours le pouls » *rebondissant*, annoncer les hémorra-» gies ; il vit aussi que le flux de ven-» tre étoit prévu très-souvent par le » pouls intermittent ; il a trouvé qu'il » étoit beaucoup plus difficile de dis-» tinguer le pouls *incidnus*, & par-» là, de prédire la sueur. (*a*) Le céle-

(*a*) Observations nouvelles & extraordinaires sur la prédiction des crises par le pouls, &c. par D. *Francisco Solano de Luques*, enrichies de plusieurs cas nouveaux ; par M. *Nihell*, M. D. à Paris, chez Debure l'aîné, 1748.

bre Commentateur de *Boerhaave*, le Baron de *Van-Swieten* dit (*b*) que ce sujet eſt ſi important, qu'il mérite l'attention de tous ceux qui s'appliquent à la Médecine. Nous diſons plus, c'eſt que ſans l'obſervation du pouls le Médecin eſt un pilote qui vogue ſans bouſſole ſur les mers les plus dangereuſes ; c'eſt un aveugle qui veut guider les autres dans des chemins qu'il ne connoît pas ; c'eſt un téméraire qui aſſaſſine en voulant ſauver la vie à ceux qui étoient dans un péril auquel ils n'auroient peut-

(*a*) Diſſertation ſur les criſes, à Paris, chez Prault fils, 1752.

(*b*) *Meretur certè rei dignitas, ut ab omnibus qui Medicinæ operam dant, exploretur, neque videtur improbabile, plura fortè ſimilia ſigna in reſpiratione, linguâ, urinâ, &c. detegi poſſe.* Comment. in Aphor. Boerh. Lugd. Batav. Tom. 2. pag. 60.

être pas fuccombés étant abandonnés à la feule nature.

Ce n'eft pas ici une exagération,
on trouvera la preuve de ce que
nous avançons dans les recherches
que M. *Bordeu* a fait fur le pouls par
rapport aux crifes (*a*). Dabord il rejette les différentes dénominations
que les Médecins, tant anciens que
modernes avoient donné au pouls,
parce qu'elles n'expriment rien de
précis, ou des chofes tellement relatives qu'elles ne peuvent fixer nos
connoiffances. Tel pouls, par exemple, qu'un Médecin appellera *grand*,
fera regardé comme *petit* par un autre Médecin. Tel pouls qui fera *dur*

(*a*) Recherches fur le pouls par rapport
aux crifes, par M. *Théophile de Bordeu*,
Médecin de la Faculté de Paris. A Paris,
chez de Bure, 1756.

pour des malades d'une certaine com-
plexion, fera *mol* pour une perſonne
d'un autre tempérament. *Frederic-
Hoffman* avoit déja combattu toutes
les eſpéces idéales des pouls imagi-
nées par les anciens : mais en évitant
un écueil, il eſt tombé dans l'erreur
que nous venons de faire remarquer.
En effet voici comme il diviſe les
pouls (a); *ad motus eſſentiam quatuor
tantum ſpecies pulſus pertinent. Ma-
gnus & parvus, celer & tardus, &
ex his compoſitus vehemens & debilis.
Reliqui vel non ad eſſentiam motûs
pertinent, vel fictitii ſunt . . . pulſus
durus ac mollis dicitur reſpectu arte-
riæ . . . nec non convulſivus.* Hoffman
a oublié le pouls égal & le pouls inégal. L'égalité & l'inégalité ſont au-

____

(a) *De rationali pulſuum explicatione &
judicio.* Tom. 1. in-fol. pag. 365.

tant de l'essence du mouvement que la vîtesse & la lenteur.

Après cette remarque M. *de Bordeu* examine le caractere particulier de chaque pouls & le genre de crise qu'il annonce. C'est-là que l'on voit l'exactitude de l'Auteur & l'importance de la matiere qu'il traite. Alors on ne peut s'empêcher de conclure qu'avec une pareille doctrine, le prognostic dans les maladies doit être plus certain, le traitement plus éclairé & plus sûr, le tems pour placer les remédes plus déterminé, la qualité des médicamens à employer plus décidée, la route que choisit la nature pour se débarrasser plus connue.

Cet ouvrage de M. *de Bordeu*, fut bientôt suivi des *nouvelles observations sur le pouls par rapport aux crises*, par M. *Michel* (a), Docteur en Médecine de la Faculté de Montpellier. On y voit ce que l'on doit attendre de la nature dans la guérison des maladies, & les foibles reſſources de l'art pour parvenir à cette fin. Il falloit de la hardieſſe pour propoſer cette doctrine, & la mettre en évidence : c'étoit choquer l'amour propre de bien des hommes qui penſent maîtriſer la nature, en diriger les efforts, la conduire au terme qu'ils deſirent. Mais le Médecin ſenſé, connoît le degré de confiance qu'il doit mettre en ſes remedes, il ſçait qu'il ne doit rien eſpérer, ſi la nature ne coopére pas avec lui ; il n'ignore point qu'il n'a pas le don des Miracles pour forcer & dompter la nature ; il voit que la route la plus certaine pour guérir eſt d'obſerver cette même nature, de ne

(a) Chez de Bure l'aîné, 1757.

pas la troubler dans ſes opérations,
de la ſuivre dans ſa marche, de ſe
conformer à ſes intentions, parce
qu'elle eſt plus inſtruite que lui du
poids qui la ſurcharge, de la qualité
de la matiere qui l'embarraſſe, du
temps qu'il faut pour ſa maturité, &
de l'organe convenable pour la dé-
puration. On acquiert la plus grande
partie de ces connoiſſances par l'exploration du pouls, ſi l'on n'a pas été
aſſez imprudent de dérouter par la
mauvaiſe adminiſtration des remédes,
la nature, dans le temps qu'elle mé-
ditoit une criſe. Ces lumieres qu'on
tire de l'examen du pouls, ſont de
tous les pays, de tous les temps,
& peuvent appartenir à toutes les
eſpéces de maladies ; elles écartent
abſolument les doutes & les con-
tradictions, elles fixent les ſour-
ces des indications, & banniſſent

le dangereux arbitraire qui regne dans
la pratique. Malgré les travaux de
ces fidéles Obfervateurs, il refte encore des difficultés à lever & des doutes à éclaircir. Prenons pour exemple
le pouls qui annonce les regles. Voici la defcription qu'en donne M. *de
Bordeu* ; le pouls fimple des regles eft
ordinairement *plus élevé , plus deve-
loppé que dans l'état naturel ; fes pulfations font inégales , il y a des re-
bondiffemens , moins conftans à la vérité , moins fréquens ou moins mar-
qués que dans le pouls nafal ; mais cependant affez fenfibles.* Cette defcription fuppofe beaucoup de connoiffances & devient par conféquent em-
barraffante pour celui qui n'a que peu
d'exercice. M. *Michel* l'a fimplifié.
Le pouls redoublé , dit-il , *à chaque
troifiéme ou quatriéme pulfation ,*

annonce

annonce l'éruption des regles. Le pouls est redoublé, dit-il dans un autre endroit, *lorfque la diaftole paroît double, tantôt à chaque deuxième, tantôt à chaque troifiéme pulfation.* Ici le voile eft moins épais & l'on a plus d'éfpérance d'appercevoir le jour : mais il faut encore beaucoup d'habitude à examiner le pouls, pour connoître cette réduplication dans les pulfations de l'artere. Nous allons propofer les fignes auxquels nous reconnoiffons les approches & l'éruption des regles. Peut-être faifira-t-on avec plus de facilité le caractere que nous allons développer. On ne peut préfenter trop de moyens pour rendre fenfible des objets qu'il eft plus facile d'appercevoir, que de définir, & de faire comprendre. Imaginez la portion de l'artere touchée par le

R

doigt, divifée en deux parties, dont
l'une fupérieure A, & l'autre inférieure B, imaginez auffi au doigt index, deux parties latérales, dont l'une
interne C, & l'autre externe D; tou-
chez l'artere, la pulfation fe fera alternativement dans l'artere en A & en
B, c'eft-à-dire que le mouvement fe
fera fentir au doigt alternativement
en C & en D. Imaginez les vibrations
d'un pendule, qui fe font alternativement à droite & à gauche. Nous avons
obfervé conftamment ce balancement dans le pouls avant, pendant &
après l'éruption des regles, & nous
ne croyons pas nous tromper. En un
mot les pulfations ne fe font pas fentir dans un feul point déterminé de
l'artere, elles frappent alternativement dans deux points diftinéts, dont
l'un fera antérieur, fi l'on veut, &

l'autre poſtérieur, ou bien l'un ſupérieur & l'autre inférieur. Si quelqu'un veut propoſer une deſcription plus ſimple, plus claire & mieux caractériſée ; nous ſommes prêts à l'adopter.

Nous avons auſſi remarqué quelquefois ce balancement dans l'artere des hommes, & il a toujours annoncé un ſaignement de nez. Il ne doit pas être étonnant, ſi dans les hommes, cette eſpéce de pouls eſt le précurſeur d'une hémorragie, puiſque dans les femmes il précede, accompagne & ſuit les regles, qui ſont une hémorragie utérine. Peut-être annonce-t-il encore d'autres hémorragies; mais nous n'avons pas été à portée de l'obſerver au moment que nous écrivons ce Mémoire. M. *de Bordeu* a remarqué auſſi que le pouls naſal ou celui qui annonce les évacuations critiques par le nez, eſt redoublé. Réduplication qui lui eſt commune avec le pouls critique des regles que ce ſçavant Médecin range au nombre des pouls inférieurs dont le rebondiſſement n'eſt pas le caractere principal, tandis qu'il caractériſe le pouls ſupérieur.

Il eſt un autre pouls dont nous croyons pouvoir également aſſigner le véritable caractere, c'eſt le pouls hémorroïdal. M. *de Bordeu* dit que ce pouls eſt inégal comme toutes les autres eſpéces de pouls inférieurs ; mais que c'eſt d'une inégalité qui lui eſt particuliere, que ſes pulſations ſe reſſemblent peu entr'elles pour la force & encore moins pour les intervalles. Ces pulſations, lorſqu'elles ſont moins inégales paroiſſent preſque toujours tenir de l'état d'irritation : Il y en a néanmoins quelques-unes de plus dilatées de temps en temps, & où le resserrement est moins sensible. Ces pulsations plus dilatées sont bientôt suivies de pulsations, ou il y a du rebondissement. Voici l'ordre à peu près, suivant notre Observateur, que ces changemens ont accoutumé de suivre.

A trois ou quatre pulsations un peu concentrées, vives, roides, presqu'égales, succedent deux ou trois pulsations un peu dilatées, comme arrondies, & moins égales ; les trois ou quatre pulsations suivantes se font avec du rebondissement ; mais ces diverses pulsations ont ceci de commun, c'est qu'on y trouve une sorte de tremblottement assez constant, plus de fréquence & de fonds de

resserrement que dans les autres espéces de pouls inférieur. On sent,
pour ainsi dire, une sorte de profondeur du pouls & cette profondeur
jointe au tremblottement des pulsations, semble être le caractere le plus
distinctif entre le pouls des regles &
celui des hémorroïdes, celui - ci est
moins dilaté que le premier; celui des
hémorroïdes n'est jamais intermittent
non plus que celui des regles, ou s'il
l'est, le dévoiement se joint aux hémorroïdes.

Le pouls redoublé à chaque cinquiéme ou sixiéme pulsation annonce les hémorroïdes, dit M. *Michel*.

Quoique nous soyons persuadés
que ces observations soient véritables
nous ajouterons un autre signe qui
n'est pas plus équivoque, mais qui est
plus facile à saisir. En pressant fortement sous le doigt l'artere d'une per-

fonne attaquée d'hémorroïdes , on
fent toujours le battement du pouls
qui devroit difparoître & qui difparoît effectivement dans les autres cas
par une forte preffion. N'eft-ce pas
là précifément ce que l'on doit entendre par ce fonds de refferrement ,
cette profondeur du pouls dont parle
M. *de Bordeu* dans fa defcription.

Quoique ces remarques, paroiffent
d'abord peu confidérables , elles n'é-
toient pas toutefois faciles à faire ,
ni à rendre fenfibles, & elles peuvent
être d'un grand fecours pour ceux qui
veulent fonder la pratique de leur art
falutaire fur l'obfervation. Ce font ces
mêmes raifons qui nous engagent encore à faire part ici de nos doutes fur
la fiévre. Y a-t-il parmi le peuple, parmi les Médecins mêmes un terme
plus vague , plus général , plus arbi-

traire, plus équivoque que celui de fiévre ? Il semble que chacun entend ce qu'il veut par ce mot. A peine quelqu'un est-il malade, qu'on dit qu'il a la fiévre ; on croit avoir tout exprimé quand on a proféré ces paroles. Malgré que celui qui parle, & que celui qui écoute, ne sachent pas ce dont il est question ; ils ne laissent pas de penser que cet homme est fort mal, & qu'il pourroit bien n'en pas réchapper. On n'est pas même surpris de le voir mourir, puisqu'il avoit la fiévre.

On regarde la fiévre comme un être isolé qui assassine les hommes sans qu'on ait aucun reproche à lui fàire : aussi pour caractériser la méchanceté plus ou moins grande de ce monstre inconnu, on l'a qualifié d'épithetes qui désignent sa fureur & sa perfidie, ou son humeur moins rebelle & moins farouche. Ici on l'appelle fiévre lente, quotidienne, intermittente, là on l'appelle fiévre aigue, continue, putride, maligne, pestilentielle.

Les personnes les mieux instruites vous diront suivant le langage de l'école que la fiévre n'est autre chose que le mouvement du sang plus précipité contre nature. Avec de pareilles connoissances en est-on plus savant ? Pourra-t-on distinguer en examinant le pouls, la fiévre intermittente, de la fiévre continue ? Pourra-t-on connoître la fiévre occasionnée par des obstructions dans les visceres, & celle qui est produite par des levains étrangers que la nature médite de chasser au-dehors ? Si la fiévre maligne est au nombre des fiévres aigues, comment pourra-t-il fe faire alors que le pouls foit naturel ou femblable au naturel ; car fi la fiévre confifte dans l'accélération du mouvement de la maffe du fang, le pouls étant naturel, ou prefque naturel dans la fiévre maligne, il n'y a plus de caractere de fiévre, ou pour mieux dire il n'y a pas de fiévre.

La fiévre eft un effort de la nature felon l'opinion des plus habiles Médecins, tant anciens que modernes. Cet effort fe reconnoît au pouls dont le mouvement naturel eft altéré par des caracteres fpécifiques qui défignent une crife, foit prochaine, foit éloignée. C'eft ce que doit nous apprendre la doctrine du pouls, qui porte aujourd'hui le flambeau devant les pas du Médecin qui ne craint pas la lumiere. Alors la fiévre ne fera plus

toujours regardée comme une maladie par elle-même , elle ne fera
plus que le fymptôme d'une maladie ,
ou la détermination de la nature qui
cherche à fe délivrer de quelque
obftacle. Alors fi tout mouvement
extraordinaire dans la maffe du
fang fuppofe une crife , on pourra
quelque jour par l'exploration du
pouls dès le commencement d'une
fiévre , connoître quelle en fera l'iffue. La fiévre continue qui nous annonce la petite vérole , n'eft-elle pas
abfolument différente de celle qui accompagne une vraie péripneumonie ?
Le pouls que nous regardons aujour-
d'hui comme non critique , ne pourra-t-il pas être regardé comme critique , lorfqu'on aura acquis des connoiffances fuffifantes? Les habiles Médecins qui ont déja travaillé avec

tant de fuccès fur la matiere dont il eft ici queftion, pourront fans doute un jour nous donner des lumieres fur chacun de ces articles.

Quoique toute cette doctrine foit abfolument effentielle pour la pratique médicinale, il femble qu'elle laiffe encore quelque chofe à défirer. On voudroit connoître, par exemple, quel eft le pouls naturel pour chaque individu, chaque âge, chaque tempérament, &c. Car fi l'on ne connoît pas la mefure du pouls de chaque être, comment pourra-t-on fçavoir qu'il s'écarte plus ou moins de fon état parfait? Dailleurs tel pouls qui eft naturel pour tel individu, eft contre nature pour tel autre. Cette objection que le bon fens propofe, paroît très-difficile à réfoudre. On pourra en entrevoir la folution dans le livre du P. *Michel-Boym*, Jésuite Polonois & Missionnaire à la Chine. Il est imprimé dans le onziéme volume des Ephémérides des curieux de la nature, année 1685. Plusieurs fragmens de cet ouvrage composé à Siam, vers l'an 1658. & où l'on expose la doctrine des Chinois sur le pouls, étoient dispersés & presque inconnus. M. *André Cleyer*, Docteur en Médecine, & premier Médecin de la compagnie Hollandoise aux Indes Orientales, ramassa précieusement ces debris & en envoya un exemplaire complet au R. P. *Coplet*, Jésuite Flamand, & envoyé à Rome par la mission de la Chine. La notice que nous en allons donner servira à faire redoubler les efforts qu'on a fait depuis peu en Europe pour parvenir à une connoissance aus-

fi effentielle à tous ceux qui s'atta-
chent à l'art de guérir : connoiffance
dont on avoit fenti depuis long-temps
l'importance à la Chine.

Les Chinois veulent que le Médecin qui tâte le pouls, jouiffe d'une
bonne fanté, ait l'efprit libre & dégagé de tout fouci, ne foit pas fatigué afin qu'il ait la refpiration naturelle. Alors il doit explorer le pouls
pendant l'intervalle de plufieurs ref-
pirations ; de maniere que pendant
l'efpace d'une feule refpiration qui
eft compofée de trois temps, fçavoir,
l'infpiration, le repos & l'expiration,
il compte le nombre des pulfations.
Si le pouls ne pas bat plus de cinq fois,
ou s'il bat moins de quatre, il eft certain
que l'homme fe porte bien, & que
fon pouls eft régulier. Le nombre des
battemens de l'artere eft-il au-deffus

ou au-deſſous de celui indiqué ? L'homme eſt déja malade, ou ne tardera pas à le devenir. Si le pouls bat ſept ou huit fois, les eſprits ſont ſubjugués, le ſang eſt deſſéché ; s'il bat dix fois, c'eſt un ſigne mortel, & le malade ne tardera pas à deſcendre dans le tombeau. Le pouls qui ne bat que deux fois eſt très-dangereux, & celui qui ne bat qu'une ſeule fois eſt funeſte. Mais s'il ne bat qu'une ſeule fois dans l'intervalle de deux reſpirations, la mort eſt très-prochaine.

Les Médecins Chinois en prenant pour meſure du pouls d'un autre individu leur propre reſpiration, ne ſe ſont pas apperçus qu'ils donnoient pour régle leur propre conſtitution à toutes les conſtitutions poſſibles. La force, l'élaſticité, l'irritabilité du cœur eſt différente dans tous les individus, & les mouvemens du poulmon & de la respiration sont proportionnés aux mouvemens du cœur. Il faut donc une autre regle plus exacte. Il est vrai qu'en supposant le Médecin jouissant d'une bonne santé, c'est donner une regle par laquelle on peut juger combien le pouls examiné s'écarte de l'état parfait : mais il restera encore à connoître la nature propre du pouls de l'individu sur lequel on fait l'examen. Pour remedier à cet inconvénient, les Chinois établissent les principes suivans.

Pendant l'espace entier d'une respiration, le pouls des enfans depuis trois jusqu'à cinq ans, doit battre huit fois, s'ils sont en parfaite santé. Si le pouls bat neuf fois, ils ont quelque mal intérieur ; s'il bat dix ou douze fois, la maladie est fort dangereuse,

sur-tout

sur-tout lorsque les battemens de l'artere sont inégaux, tantôt plus vifs, tantôt
plus lents, tantôt plus forts, tantôt
plus foibles.

Il en est de même de la différence
des pouls des adultes; un grand homme qui a le pouls petit, un nain qui a
le pouls élevé ; un pituiteux qui a le
pouls plein, un mélancolique qui a
le pouls vuide ; un homme vif qui a
le pouls lent, un homme lent qui a
le pouls vif ; un homme fort qui
a le pouls foible , un homme délicat qui a le pouls fort , &c. toutes
ces espéces de pouls contraires à la
nature du sujet annoncent la maladie, & quelquefois la mort.

Outre ces espéces de pouls , il y en
a qui désignent qu'on ne doit mourir
que dans dix ans, dans vingt ans ,
dans trente ans. L'Empereur *Hoamti* ,

le plus ancien des Médecins, préten-
doit les avoir obfervés ; mais de pareilles obfervations ont befoin d'être
vérifiées. Nous ne parlons pas non
plus d'autres caracteres de pouls établis par les Médecins Chinois ; comme ils rapportent toutes les différentes modalités de la circulation à la
chaleur innée & à l'humide radical ,
ils fondent ces différences fur ces
premieres qualités des corps vivans.
Nous parlerons feulement des feize
efpéces de pouls qu'ils appellent
monftrueux & mortels. La maniere
dont ils peignent une chofe auffi
difficile , pourra nous fervir de
modéle dans la defcription qu'on en-
treprendroit dans le même genre.

Le premier pouls monftrueux s'appelle *faut de Grenouille* ; parce qu'il
paroît imiter le faut de cet animal ,

Il ne frappe qu'une fois pendant l'espace d'une respiration ; il dénote une fiévre maligne, & que la mort arrivera le troifiéme jour.

Le mouvement de la feconde efpéce de pouls a de la reffemblance au mouvement d'un poiffon qui nage ayant la queue immobile, les pulfations paroiffent & difparoiffent ; c'eft un figne de malignité dans les fiévres, & que la veffie & les reins font affeétés. ; la mort doit fuivre au bout de deux jours ; & fi c'eft un vieillard, elle ne tardera pas à arriver. On le nomme pouls qui fepare le corps.

Le troifiéme reffemble au glaive caché qu'on lance avec précipitation, la pulfation paroît & difparoît à l'inftant ; elle fe manifefte deux fois dans l'intervalle d'une feule refpiration & elle dénote que les poumons font attaqués. Si la maladie du poumon eſt invétérée , c'eſt un ſigne que le malade mourra le lendemain. Ce pouls déſigne auſſi le ſaignement de nez, & que le malade doit mourir dans deux jours. On l'appelle le pouls d'un cadavre ambulant.

Le quatriéme frappe les doigts comme de petites amandes, de maniere que la pulſation eſt foible dans ſon commencement , s'éleve enſuite , & va en diminuant à la fin ; elle ne ſe fait ſentir qu'une fois pendant la reſpiration ; le pouls marque l'embarras de la poitrine & que le malade mourra dans trois jours, ſi c'eſt un vieillard ; & dans un jour, ſi c'eſt un jeune homme. On lui donne le nom de cadavre qu'on jette dehors.

Le cinquiéme peut être comparé à un bouillon gras ſur la ſurface duquel

s'élevent des bulles & des petits ronds
de graiſſe ; ce pouls eſt foible au
commencement de ſa pulſation , &
fort à la fin ; il déſigne le vice de la
rate & de l'eſtomac : on le nomme
une eau bouillante, parce qu'il reſſemble au bouillonnement de l'eau : il bat
douze fois pendant une ſeule reſpiration & s'arrête. Celui qui a un pareil
pouls le matin , peut attendre la mort
le ſoir ; il reçoit le ſurnom de cadavre
qui ſurnage.

Le ſixiéme a du rapport à l'orifice
d'un calice , parce qu'en touchant les
deux bords , on s'apperçoit du vuide
du milieu. Il reſſemble dans ſon mouvement à celui de la main qui tour-
neroit une corde autour d'un bâton.
Il a huit & même neuf battemens
pendant la reſpiration , & annonce
la mort pour le lendemain : s'il y a un

battement de plus, la mort arrivera dans une heure. On l'appelle le cadavre oint.

Le feptiéme eft comme le coup que les poules donnent avec leur bec en ramaffant le grain. On remarque trois de ces fortes de battemens & quelquefois davantage dans l'efpace de la refpiration. Ce pouls part de l'eftomac & indique la mort pour le troifiéme jour. On l'appelle l'avant coureur du cadavre.

Le huitiéme qui eft femblable à l'eau qui tombe des gouttieres des maifons, goutte à goutte, donne trois pulfations pendant une refpiration, & s'arrête tout court : il eft plein lorfqu'il s'approche, & foible lorfqu'il fe retire. Ce pouls dans les vieillards pronoftique la mort dans dix ou trente jours, ou dans trois jours, fi c'eft un jeune homme. On l'appelle cadavre malade.

Le neuviéme eſt ſemblable au coup d'une balle de pierre, il ne bat qu'une fois pendant la reſpiration, il indique toujours la mort pour le lendemain ; c'eſt pourquoi on l'appelle l'ame d'un cadavre.

Le dixiéme reſſemble au mouvement d'une corde qui ſe relâche & qui ſe dénoue. Il eſt fréquent ſans être continuel : il annonce la mort le troiſiéme jour. On lui a donné le nom de ceinture de cadavre.

Le onziéme peut être comparé à la racine de certaines plantes, qui ſurnage dabord & va enſuite au fond de l'eau. Il en eſt de même de quelques pouls qui s'enfoncent lorſqu'on les touche , & qui ſe relevent enſuite. Ils frappent neuf & dix fois pendant la refpiration ; ils annoncent le trépas pour le lendemain. On les qualifie de cadavres volans.

Le douziéme frappe de la même maniere qu'une motte de terre & donne neuf ou dix battemens pendant la refpiration , il pronoftique la mort pour le furlendemain : on l'appelle le cadavre détruit.

Le treiziéme eft comparé à l'impulfion de deux petites féves qui nageroient dans l'eau. Le coup qui fe fait fentir , eft léger & lent à fe retirer. Le pouls bat fept ou huit fois pendant la refpiration : il eft très-remarquable dans la fiévre maligne, lorfque le malade délire. Celui qui a un pareil pouls périt ordinairement dans une heure ; c'eft pourquoi on le regarde comme celui qui emporte le cadavre.

Le quatorziéme eſt caractériſé par la ſimilitude d'un pole; il ne frappe qu'une fois pendant une & quelquefois pendant deux reſpirations; mais il s'affoiblit peu à peu : il annonce une mort très-prochaine, & on l'a ſurnommé le pouls qui traîne le cadavre au tombeau.

Le quinziéme eſt comparé à un homme qui défait ſa ceinture, il eſt auſſi petit qu'un fil mince qui paſſe ſous les doigts, & ſon mouvement reſſemble à celui d'un homme, qui, voulant entortiller quelque choſe, n'a pas aſſez d'étoffe pour faire le tour : il frappe dix fois dans le temps de la reſpiration, s'arrête enſuite : il annonce la mort pour le lendemain & reçoit le nom de celui qui pleure ſur le cadavre.

Le ſeiziéme apporte la mort, &

reſſemble à une corde qui reſonne
étant frappée d'un grand coup: ſes oſcil-
lations ſont d'abord très-promptes &
s'appaiſent inſenſiblement : ſon abord
eſt ferme & ſa chute eſt foible : il ne
donne qu'une & quelquefois trois
pulſations précipitées pendant une
reſpiration; quelquefois il bat juſqu'à
huit fois pendant cet eſpace de temps,
& il s'arrête après le huitiéme battement : il annonce la mort pour le
lendemain , & on le nomme le cadavre enſeveli.

Il ne nous reſte plus que quelques
remarques à faire ſur la façon dont
les Chinois touchent le pouls. Ils di-
viſent le pouls dans ſa longueur en
trois parties égales : en ſorte qu'en
touchant l'artere avec trois doigts ,
on apperçoit ſous chaque doigt une
pulſation. La premiere place eſt celle

qui eſt touchée par l'index, poſé près du plis du poignet : la ſeconde place répond au doigt du milieu, mis vers l'éminence du radius : la troiſiéme place eſt ſous le doigt annulaire, en remontant vers le replis du coude. Les Chinois diſtinguent encore trois endroits dans le pouls ſelon ſa latitude : le ſupérieur, le moyen & l'inférieur.

La premiere place du pouls répond à la région ſupérieure du corps : la ſeconde à la moyenne région : la troiſiéme à la région inférieure. La premiere, marque la chaleur innée ; la ſeconde participe de la chaleur innée & de l'humide radical : la troiſiéme enfin, appartient ſeulement à l'humide radical.

La premiere place en touchant le pouls à la main gauche indique l'état du cœur & des inteſtins grêles : la ſe-

conde marque l'état du foie : la troifiéme défigne l'état des reins. Si c'eft
à la main droite que l'on touche le
pouls : la premiere place indique l'é-
tat des poumons & des inteftins grêles : la feconde marque l'état de la
rate & de l'eftomac : la troifiéme dénote l'état des autres vifceres du bas
ventre.

Si nous avons rapporté ces particu-
larités de la Médecine Chinoife, ce
n'eft pas que nous foyons perfuadés
qu'on doive les regarder comme
des regles invariables & démontrées :
nous prétendons donner lieu à de
nouvelles expériences & fournir des
idées à ceux qui fe livrent à un art
dont les principes les plus certains
confiftent dans l'obfervation.

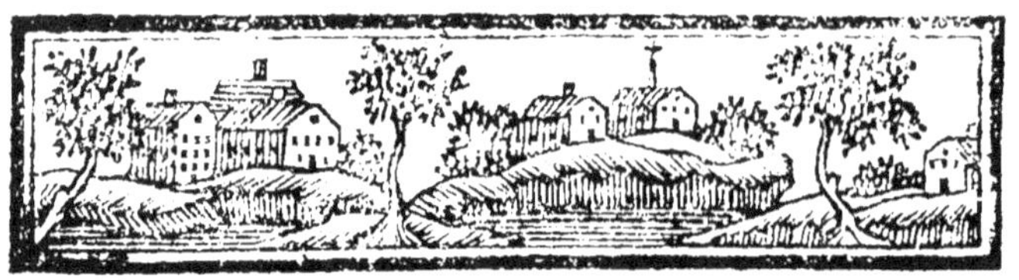

PROJET

POUR CONSERVER l'espéce des hommes bien faits, réserver les hommes vigoureux pour la culture des terres, & augmenter le nombre des Soldats.

EN France on rit souvent des projets ; quelquefois on rit de ceux qui les ont enfantés. Le projet que nous allons exposer, peut être risible, sans être ridicule ; & comme il peut résulter de son exécution un bien réel pour l'Etat, les railleries de quelques particuliers ne nous empê-

cheront pas de le mettre au jour.
L'Auteur veut bien qu'on se mo-
que de lui, lors même qu'il n'a que
de bonnes intentions. Tout ce qu'il
peut alléguer pour sa défense, c'est
qu'il n'est pas intéressé à la réussite de
ses idées ; car il se trouve dans l'ex-
ception du projet; mais il a une sin-
guliere manie, c'est qu'il voudroit
être baffoué de tout l'univers, & que
le reste des hommes fût heureux. Il
croit encore que si son projet étoit
plus sérieux, il auroit plus de raison de douter de son succès, chez
une nation qui songe sans cesse à son
amusement, & qui veut qu'on lui
égaye les matieres qui paroissent le
moins susceptibles d'enjouement; au
reste c'est du fond même du caractere d'un peuple qu'on doit tirer les
moyens, qui tendent à contribuer à

fon aifance, à fa félicité, à fa gloire.

Sans nous arrêter plus long-temps
fur des difcuffions politiques, nous
allons expliquer ce nouveau projet
de conferver l'efpéce des hommes
bien faits, réferver les hommes vigoureux pour la culture des terres &
augmenter le nombre des troupes en
France.

En lifant les Hiftoires les plus fidéles, nous verrons que nos ayeux
étoient plus grands, plus robuftes &
peut-être mieux conformés que nous.
Quelle eft la caufe de la dégénérafcence & peut-être de l'extinction de
la même efpéce d'hommes dans le
même climat & fous le même gouvernement ? Les uns l'ont attribué au
défaut d'exercice violent, les autres
à la maniere molle, délicate, effémi-

née dont on éleve aujourd'hui les enfans. Quelques autres enfin en ont
accusé les peres, qui, ruinés par la
débauche, ne pouvoient avoir une
postérité saine & vigoureuse. Ces
causes peuvent effectivement beaucoup contribuer à faire dégénérer
l'espéce : mais elles ne doivent pas
être considérées commes les premieres dans l'ordre de la nature. Nous
allons développer ces causes, sans faire comme ces hommes, qui, ne les
appercevant pas, n'ont point eu hon-
te de donner un démenti formel aux
fastes les plus authentiques, ont osé
soutenir que l'espéce ne dégénéroit
pas, & se font peu embarassés si l'on
pourroit un jour rassembler contr'eux
le témoignage de la plûpart des na-
tions, qui se voient dégénérer à mesure

fure qu’elles s’éloignent de leur origine.

La dégénérafcence de l’efpéce eſt
un point de Phyſique reconnu de tous
les tems.On le regardoit déja comme
certain,du temps d’Homere,& Neſtor
s’en plaint fouvent , Virgile fon imi-
tateur , n’a pas manqué d’adopter
cette opinion. Un de fes Héros lance
un caillou , que douze hommes de
notre force , dit - il , ne pourroient
porter. (a)

Un des plus célebres Phyſiciens de
fon temps , le Philofophe Lucrece
prouve cette thèfe , non-feulement en
fort beaux vers ; mais auſſi en fort
bons raifonnemens. Il ne faut que
lire fon fameux Poëme fur la nature ,

(a) *Vix illud lecti bis fex cervice fubirent,*
  Qualia nemo hominum producit corpora
  tellus.

T

& en particulier ſon ſecond & ſon cinquiéme Livre.

Terra malos homines nunc educat, atque puſillos.

L'Hiſtoire, la Tradition, l'Ecriture même, & l'expérience, nous en aſſurent aſſez. (*a*)

Qu'on liſe ce que rapporte des Germains Tacite, qui a écrit un Livre curieux ſur leurs mœurs, il n'en dit rien qui ne ſoit confirmé par les plus fidéles Auteurs. Pomponius Mela en

(*a*) Voyez *Joſeph* dans ſon Hiſtoire de la guerre des Juifs, Liv. 2. Chap. 16. *Quintilien*, Déclam. 3. *Strabon* Liv. 4. *Plutarque* dans la Vie de Marius. *Ammien-Marcellin*, Liv. 16. *Galien*, Liv. 2. des différens tempéramens. *Juvenal, Perſe* & l'Aſtronôme *Manlius*, parlent de cette dégénéraſcence de l'eſpéce, comme d'une choſe inconteſtable.

fait autant de géans , *Lib.* 3. *Cap.* 3.
César en parle sur le même ton , *Lib.*
4. *de bello Gallico* , il faut voir sur
les raisons Physiques de cette force
étonnante & de cette taille avanta-
geuse , si commune dans ces temps ,
parmi les Germains, les Gaulois, les
Bourguignons, ce qu'en a écrit le célebre Herman-Coringius dans une
dissertation qu'il a faite sur cette matiere. Les Alains qui ont peuplé une
partie de la France, étoient presque
tous fort grands , *proceri autem Alani
penè sunt omnes,* dit Ammien-Marcellin. Il n'y a presque point de Provinces
en France où, en ouvrant d'anciens
tombeaux, on ait trouvé des crânes
fort gros, des os tant des bras que
des jambes fort longs. De pareilles
découvertes doivent sans doute faire
conclure que ces contrées ont été

d'abord habitées par des hommes de haute taille , dont l'espéce a dégénéré insensiblement. Il faut des siécles pour apporter un changement si notable ; mais les siécles ne font que des momens dans l'éternité , & les hommes qui font quelque usage de leur raison, doivent avoir un peu de soin de leur postérité.

Sans faire valoir ici tant de faits & tant de témoignages non suspects , on va juger par l'exposé même que nous allons faire , que l'espéce des hommes bien faits , doit se détruire peu à peu en France , aussi-bien que dans les autres Etats qui se gouvernent comme elle ; la raison en est palpable, cette espéce fait journellement des pertes , & elle ne les répare point.

En effet on enleve la plus grande partie des beaux hommes pour servir dans les armées, où ils périssent, soit par les armes, soit par les maladies & les injures des saisons. Nous appellons ici des beaux hommes, non ceux qui ont les traits du visage délicats & réguliers, mais ceux qui sont grands, bien faits, bien proportionnés.

Cette premiere cause ne seroit peut-être pas suffisante pour abolir l'espéce dont nous parlons, si elle étoit réparée par des moyens efficaces : mais ces hommes engagés dans le service Militaire, cessent pour la plûpart de multiplier leur espéce. Si vous exceptez quelques Soldats qui vivent dans les grandes Villes, fort peu sont mariés; or l'espéce ne peut être réparée que par la même espéce (a). On sçait que

(a) C'est ce que dit Juvenal en parlant des Germains de son temps, ils sont beaux, bien faits, robustes, parce que la nature

les enfans ont à peu près la même ſtature que leurs peres, un nain n'engendre pas un géant : tandis que la progéniture des hommes grands & bien faits eſt preſque toujours haute & bien proportionnée (a) perſonne n'ignore combien la génération peut ſur l'eſpéce; des peres noués, ont des enfans noués, rachitiques, contrefaits. C'eſt pourtant l'eſpéce qui a lieu aujourd'hui de multiplier davantage , parce qu'elle trouve moins d'empêchemens pour le mariage , ou parce qu'elle trouve des obſtacles

eſt la même pour chacun d'eux, & qu'il n'y a qu'une eſpéce parmi eux. *Nempe quod hæc illis natura eſt omnibus una.* Sat. 13. V. 166.

(a) *Fortes creantur fortibus & bonis eſt in juvencis, eſt in equis patrum virtus, nec imbellem feroces progenerant Aquilæ Columbam.* Horatius

pour des établissemens plus libres, c'est ce qui paroîtra par l'examen de la cause suivante, qui tend encore à diminuer l'espéce des beaux hommes.

Les Maîtres qui prennent des Domestiques, ne choisissent ordinairement que des hommes grands & bien faits. On ne leur permet pas de se marier, & s'ils se marient, ils perdent leur condition : pour éviter une pareille disgrace, il se restreignent à des concubines, ou privées, ou publiques; dans le premier cas qui est le moins dangereux, l'enfant né de ce commerce illégitime, reste à charge à l'Etat, & perd sa mere de réputation; dans le second cas, l'homme court de grands risques pour sa santé & pour sa vie. Il est a remarquer que les beaux hommes sont plus susceptible de prendre le venin d'une femme infectée, que les hommes laids & difformes. Sans doute à cause de la plus grande vivacité du plaifir que les femmes ont avec des hommes qui leur plaifent & qu'elles défirent. (a) Ainfi proportion gardée, il doit périr plus de beaux hommes par le virus vénérien, que d'hommes mal bâtis : s'ils n'en périffent pas, ils feront profondément entichés d'un mal qui deviendra par conféquent plus difficile à déraciner & leur race infectée dans fon origine fera difforme, contrefaite. D'ailleurs on fçait que les concubines ne peuplent pas beaucoup (b).

(a) *Medio de fonte leporum furgit amari aliquid quod in ipfis floribus angat.* **T. Lucretius**, Lib. 4.

(b) **Voyez Lucrece**, Liv. 4. *de rerum naturâ.*

Elles font intéreſſées à diſſiper les germes qui devoient les féconder ; elles
font quelquefois aſſez criminelles pour
étouffer en elles le principe de la
maternité. S'il naît quelqu'enfant de
leur commerce impur, fouvent ces
enfans, malheureuſes victimes du libertinage & des débauches de leurs meres, portent dans leurs veines la femence de mille maux qui doivent les faire
périr dans leur jeuneſſe, ou les rendre languiſſans le reſte de leur vie :
maux qui leur occaſionnent des exof-
toſes, des anchiloſes, des noueures,
le rachitis & mille difformités incurables.

Autre cauſe non moins importante qui tend également à l'extinction
de la belle eſpéce : on n'admet dans
l'état Eccléſiaſtique que des hommes
bien conformés. Ceux qui font mal

faits ne peuvent y entrer qu'avec des dif-
penſes : les Moines mêmes choiſiſſent
leurs ſujets & ne les enrôlent dans leur
Sainte Milice , que lorſqu'ils n'ont
point de difformité. Or ſoit que ces
hommes bien faits deviennent des
Prêtres ſéculiers , ſoit qu'ils s'enfer-
ment dans les cloîtres , ils doivent
toujours être regardés comme perdus
pour l'Etat ; ils font vœu de chaſteté ,
& de renoncer abſolument aux femmes. Ils ne doivent donc pas multiplier
leur eſpéce quoiqu'ils le puiſſent ; ils
étouffent en eux des générations bien
conformées qui devroient ſortir de
leur ſein.

Nous n'entrerons pas dans un plus
grand détail ſur chacune de ces cauſes.
L'expoſition ſeule que nous venons
d'en faire , ſuffit pour prouver qu'elles tendent à dépraver , diminuer ,

abolir la belle espéce des hommes,
si on ne cherche pas à opposer des
obstacles à leur puissance destructive.
Nous allons proposer ceux que nous
avons imaginé les plus propres à empêcher les effets de chacune de ces
causes, & à arrêter les progrès de
la décadence des générations.

Premierement pour obvier à la dé-
vastation des beaux hommes dans les
combats & dans les dangers où les
expose le fort des armes, nous pro-
posons de former en France quelques régimens d'hommes contrefaits,
par exemple, un Régiment de *Bossus*,
un de *Bancroches*, ou *Boiteux*, un de
Borgnes.

On donneroit à ces Régimens des
noms distingués, qui, en réhaussant
leur courage, les feroient respecter
des autres soldats. Les noms en im-
posent, donnent souvent aux choses

un prix & un luftre qu'elles n'avoient pas. Ainfi le Regiment des borgnes pourroit fe nommer celui des Annibals, à caufe du brave Général de ce nom, qui n'avoit qu'un œil. Antigone, Roi de Macédoine, Androclide Lacédémonien (a), Horatius Coclès, & plufieurs autres Héros étoient borgnes (b) Agéfilas étoit boiteux

(a) Voyez fa réponfe dans Plutarque , *in Laconicis.*

(b) L'Hiftoire même fait mention de héros abfolument privés de la vue. Ziska , Roi des Bohémiens, quoiqu'aveugle, étoit la terreur des ennemis ; en mourant il demanda d'être écorché pour qu'on fit de fa peau un tambour, affuré , difoit-il, que le fon en feroit trembler les ennemis. Belus , Roi de Hongrie, & Jean, Roi de Bohême qui vint au fecours de Philippe de Valois, & mourut fur le champ de bataille , après des prodiges de valeur , étoient tous deux aveugles.

(*a*) & décoreroit de son nom les soldats, qui, comme lui malgré leurs infirmités, marcheroient d'un pas ferme
à la gloire.

Les Officiers qui commanderoient
ces Régimens, seroient ou bossus, ou
borgnes, ou tortus : suivant l'incom-
modité des soldats qui composeroient
ces Régimens. Plusieurs personnes
de race Noble & même d'une illus-
tre naissance sont disgraciées par la
nature, elles désireroient néanmoins
s'avancer dans le service Militaire,
servir leur Roi & leur Patrie, soutenir le nom d'une famille, qui s'est
distinguée dans les armes. Souvent
ce sont des cadets de bonne maison,
auxquels il ne reste pour toute ressource

(*a*) Voyez le Chapitre des boiteux de
Conrad-Lycosthènes, pag. 149.

que d'embraſſer l'état Eccléſiaſtique,
pour lequel ils n'ont aucune inclina-
tion. Leur conformation vicieuſe les
empêche de prétendre aux lauriers
que des gens ſouvent moins braves
qu'eux vont moiſſonner dans les
champs de Mars. En levant ces obſtacles, la France ſe procure de braves guerriers, & donne un état à des
ſujets qui ſeroient déplacés dans tout
autre emploi & dans tout autre genre
de vie.

C'eſt encore une reſſource que l'on
offre à des particuliers, qui n'ont pas
d'autre talent, ou d'autre goût décidé,
que celui d'être ſoldat: ils ſe préſentent
pour être enrolés de bonne volonté
avec ceux que l'on contraint quelquefois. On les refuſe durement
parce qu'ils n'ont pas leurs membres
bien proportionnés. N'eſt-ce pas leur

rendre leur conformation encore plus
infuportable & ajouter à la difgrace
de la nature quelque chofe de honteux
& d'affligeant en les faifant regarder
comme profcrits, parce que par la naiffance , par le développement défec-
tueux, par des accidens involontaires,
par les mauvais foins des meres, des
nourrices , des parens , ils auront les
jambes, ou l'épine du dos moins droi-
tes? Eft-ce que ces hommes mal conformés ne payeroient pas également
de leurs perfonnes dans les dangers
où ils fe trouveroient engagés? On ne
peut point penfer le contraire , un
boulet de canon doit renverfer également un bataillon de boiteux, comme un bataillon de gens bien droits.
Ces hommes font auffi bien fujets de
l'Etat, que les hommes les mieux faits.
Ils ont autant de droit de venger les

injures de la nation que ceux à qui
la nature a été plus favorable. L'Etat
ne peut, ni ne doit rallentir, ou étouffer le zéle de ces bons patriotes; re-
fufer leur fervice ou les éloigner d'un
emploi auquel ils afpirent, & qu'ils
rempliront avec honneur. En formant de pareils Régimens, il n'y
a pas à craindre, qu'il y ait un grand
grand nombre de déferteurs, puifque chacun des foldats qui les com-
poferont, aura pris ce parti par inclina-
tion, par choix & peut-être par né-
ceffité dans fon infortune; d'ailleurs ces
hommes feroient moins bien reçus par
l'ennemi, ce qui leur donneroit peu
d'envie & de facilité à déferter, &
comme leur fignalement feroit plus
aifé à donner, il eft à préfumer qu'ils
ne tenteroient pas à courir les rifques
des déferteurs.

Nous

Nous avons avancé que les hommes contrefaits étoient aussi coura-
geux que ceux qui étoient bien conformés. Nous n'appercevons pas la
raison qui pourroit nous persuader le
contraire , l'expérience même nous
engageroit à croire que les premiers
sont plus braves que les seconds. En
effet , nous les voyons plus taquins ,
plus hardis , plus obstinés , plus mé-
chans , plus intrépides que ces grands
colosses qui souvent peuvent à peine
soutenir ou traîner le poids de leur
haute stature. N'a-t-on pas remarqué
dans tous les temps que les plus petits
animaux, étoient ceux qui avoient toujours témoigné le plus de courage ?
un basset agace un molosse , un chien
de chasse poursuit un cerf, l'attaque &
l'arrête sans le craindre. Ce n'est donc
pas à la taille qu'on doit mesurer le

V

courage. Les petits hommes contrefaits fe font fans ceffe exercés
à fe battre pour repouffer les injures
& les railleries que leur a attiré pendant leur jeuneffe leur mauvaife conformation , ils ont fait pour ainfi dire
leur noviciat du fervice militaire. Ce
n'eft pas qu'on ne puiffe rencontrer
des lâches parmi les hommes contrefaits ; ce que nous prétendons dire
ici, c'eft que les exemples en font plus
rares parmi cette efpéce d'hommes.
Notre théfe eft générale , elle doit
être fujette à quelques exceptions.

On nous objectera que ces hommes
feront plus foibles,& par conféquent
moins propres à combattre , moins
prompts dans les marches, & moins
capables de fupporter la grande fatigue. En faifant la moindre réflexion
fur chacun des ces objets , la difficul-

té difparoît : car les batailles qui fe donnent aujourd'hui ne reffemblent pas à celles qui fe donnoient au temps d'Alexandre ou de Céfar. Il falloit autrefois des hommes forts & robuſtes pour aller attaquer avec des armes pefantes & difficiles à manier, les ennemis dans leur retranchement. Maintenant le fort des batailles eſt décidé par les armes à feu, rarement en vient-on aux armes blanches. Ainſi le boſſu & le boiteux ont autant d'avantage dans cette occaſion, que l'homme le mieux fait, pourvu qu'ils fachent tirer également un coup de fuſil.

Les hommes mal conformés feront moins prompts dans leurs marches. Nous ne pouvons diffimuler cet inconvénient pour les boiteux & pour les boſſus, car il n'exiſte pas pour les borgnes,encore faudra-t-il diſtinguer dans cette objeƈtion les Cavaliers, des Fan-taſſins. Mais ſuppoſons un Régiment d'Infanterie de boiteux ou de boſſus ; l'inconvénient propoſé n'eſt pas ſans remede,& il ſe trouve d'ailleurs compenſé par un des plus grands avanta-ges , car les Régimens dont nous parlons , ſentant qu'il y auroit pour eux un déſavantage réel à s'enfuir , puiſqu'ils ſeront bientôt atteints par l'ennemi, ne s'enfuiront pas , feront toujours bonne contenance & combatteront juſqu'à ce qu'ils ſoient abſolument vainqueurs ou vaincus. Au reſte on pourroit faire partir d'avance les troupes dont il eſt ici queſtion, ou n'employer que des troupes légeres dans des expéditions vives & des marches forcées. C'eſt au Général à ſçavoir le moment où il doit faire mouvoir fon armée , & la qualité des troupes qu'il doit employer dans les garnifons. Nous n'avons point de regle à donner fur cet article : nous nous contentons de faire voir qu'il eft facile d'obvier à l'inconvénient qu'on a fait naître.

Les hommes mal conformés , ajoute-t-on , fupporteront bien moins la grande fatigue. Il fe trouve ici trois cas à examiner. 1°. Si le Régiment eft compofé de borgnes, l'objection tombe d'elle-même: un borgne peut jouir d'une fanté auffi vigoureufe que celui qui a fes deux yeux bien fains. 2°. Si le Régiment eft compofé de boiteux, la difficulté n'eft pas plus confidérable : le tempérament d'un boiteux peut être auffi robufte que celui d'un homme qui marche bien droit. 3°. Si le Régiment eft compofé de boſſus, nous ne pouvons nier que la difficulté ne ſoit réelle, mais elle n'eſt pas inſurmontable.

La conſtitution des boſſus eſt, il eſt vrai, plus délicate, plus ſujette à ſe déranger par rapport à la ſtructure vicieuſe de la poitrine & au déplacement des vertébres ; ainſi ces hommes doivent moins réſiſter à la fatigue. Mais ne pourroit-on pas diminuer cette fatigue en abrégeant l'exercice Militaire ? En réformant les évolutions, comme il ſeroit néceſſaire de le faire pour les borgnes & les boiteux ; en faiſant ſuivre les Régimens par des chariots chargés des bagages ; en donnant à ces troupes de bons manteaux qui les préſerveroient du froid, du vent, de l'humidité & par conſéquent d'une infinité de maladies qui naiſſent de ces cauſes.

C'eſt ainſi qu'on pourroit ſans doute remédier à la prémiere cauſe, qui
entraîne avec elle la ruine preſque
totale de la belle eſpéce des hommes,
les ſujets mal conformés partageront
des périls que leurs compatriotes
bien faits étoient obligés d'eſſuyer
ſeuls, ils remplaceront dans les armées pluſieurs Miliciens qu'on alloit
arracher malgré eux de la charrue
pour ſervir dans les troupes; non pas
parce qu'ils avoient du courage, mais
parce qu'ils avoient les jambes & les
tailles hautes & bien tournées. On
réſervera donc par ce moyen
une partie des hommes bien faits
pour la culture des terres. Cette partie multipliera ſon eſpéce & l'empêchera de s'épuiſer.

Secondement cherchons quels obſtacles on peut oppoſer à la ſeconde

caufe qui tend directement à la dépravation & à l'extinction de la belle
efpéce des hommes. Cette caufe, comme nous l'avons dit , eft le choix des
maîtres qui ne prennent que des domeftiques bien conformés & le céli-
bat de ces mêmes domeftiques. Nous
allons propofer les moyens que nous
avons imaginés , pour combattre cette caufe , quoique nous ne les regardions pas comme lui étant abfolument
oppofés.

Tout étant de mode en France, il
feroit à fouhaiter que quelque grand
Seigneur ne prît que des valets mal
conformés. Cet exemple regardé
d'abord comme ridicule , feroit bientôt fuivi de quelques courtifans qui
feroient enfuite copiés par les imita-
teurs des grands & par des bons ci-
toyens. Le peuple s'habitueroit bien

vîte à ce spectacle, & n'en feroit pas plus furpris au bout de quelque temps, que s'il voyoit des négres, ou des petits huffards derriere un équipage. Mais nous ne nous attendons pas à cet excès de complaifance pour le bien public ; nous propoferons plutôt d'exempter de capitation les domeftiques mariés ou mal conformés. Afin que l'Etat ne perdît rien des fes revenus, cette capitation fupprimée feroit rapportée fur la tête des domeftiques bien faits & non mariés. Cette décharge d'un côté & cette furcharge de l'autre, deviendroit fans doute un objet affez confidérable pour qu'on y portât attention.

Nous ne parlerons pas de la troifiéme caufe qui regarde les Prêtres & les Moines, nous penfons fur cet article comme la plûpart des gens fenfés, qui voudroient qu'on prescrivît des bornes aux uns & qu'on diminuât le nombre des autres. Nous remarquerons ici deux choses seulement, 1°. que l'on ne fait point d'eunuques en France, & que les hommes s'y multiplient moins qu'en Asie. C'est qu'en Asie, il n'y a qu'un certain nombre d'eunuques de fait, & qu'en France il y a une infinité d'eunuques de volonté ; 2°. que les canons de l'Eglise qui défendent de ne recevoir dans l'Etat Ecclésiastique que des hommes bien conformés, sont fondés sur la Loi de Moyse, mais dans la Loi de Moyse les Prêtres se marioient.

F I N.

TABLE

GÉNÉRALE

DES MATIERES.

B.

C.

D.

G.

H.

I.

K.

M.

N.

O.

P.

Q.

R.

✳

T.

V.

W.

Y

Fin de la Table.

*Rapport de Messieurs les Com-
missaires. de la Faculté de
Médecine.*

NOus, Docteurs-Regens de la
Faculté de Médecine, en l'Uni-
verſité de Paris, nommés par la Faculté pour l'examen d'un livre intitulé, *Mémoïres ſur divers ſujets de Médecine,*compoſé par Monſieur *Le Camus*, notre Confrere, après en avoir
fait la lecture la plus attentive, avons
jugé ce qui ſuit.

L'Auteur, dans ſon premier Mémoire, veut faire regarder le Cerveau, comme le premier organe de
la génération, & le principe du développement néceſſaire, pour cette
opération de la Nature. Il rend ſon

opinion vrai-femblable, 1°. en établif-
fant une analogie réelle entre le Cerveau, & les germes ou *Noyaux des
végétaux* ; 2°. en s'appliquant à montrer qu'il exifte un rapport à peu près
femblable entre la fubftance du même vifcere & le *Sperme* ; 3°. en refu-
fant aux *Tefticules* la dénomination &
les propriétés des glandes qu'ils ont
eu jufqu'à préfent, & en les faifant
confidérer comme des *Ganglions*,
produits par les nerfs inter-
coftaux, ou *Sympatiques*, par le
moyen defquels ils reçoivent la liqueur qui conftitue la matiere proli-
fique ; cette idée étayée de preuves
anatomiques rélatives au fujet, doit
être au moins confidérée comme in-
génieufe, & peut donner lieu à des
recherches qui fourniroient par la fuite
des lumieres nouvelles & également

utiles fur les maladies des organes
dont il eft queftion dans ce Mémoire.

L'Auteur, nous a paru, dans les
deux Mémoires fuivans, fe rapprocher davantage du véritable objet
de la Médecine, c'eft-à-dire, le
bien général de l'humanité : il démontre d'abord d'après les principes chimiques les plus incontefta-
bles, que les plantes, en quelques
claffes qu'on les partage, fi on leur
fait fouffrir une longue ébullition,
deviennent ou inutiles, ou même
dangereufes ; inutiles, parce qu'elles
perdent leur efprit & les propriétés
que l'on fouhaite dans le cas où on
les applique ; dangereufes, parce
qu'on en retire fouvent des parties
âcres qui produifent des effets contraires aux indications de la maladie,
& à l'intention du Médecin.

Y iij

L'abus des remedes huileux n'eſt pas moins fortement, ni moins heureuſement attaqué dans le ſecond Mémoire, & les Praticiens éclairés n'auront pas de peine à reconnoître les circonſtances qui permettent l'uſage de ces remedes que l'Auteur a la ſageſſe de ne point bannir entierement de la pratique.

Le quatriéme Mémoire ſur la rage, préſente une expoſition raiſonnée des cauſes de cette affreuſe maladie, qui, malheureuſement, ſont bien moins connues que ſes effets. La Chymie vient encore ici au ſecours de l'Auteur, & donne à ſes conjectures le degré de probabilité dont elles peuvent être ſuſceptibles, tant ſur les principes & le développement des terribles phénomenes du mal dont il s'agit, que ſur les indications & lés rémedes curatifs qui font propofés.

Le pouls étant devenu depuis quelques années, un nouveau fujet de recherches plus ou moins fyftématiques, Monfieur notre Confrere s'y abandonne comme bien d'autres, dans le cinquiéme de fes Mémoires. Il indique quelques pouls particuliers, qu'il penfe annoncer & accompagner les regles ou les hémorroïdes. Il offre auffi une defcription des feize pouls monftrueux ou mortels reconnus par les Chinois. Nous avouons qu'il faudroit poffeder toute leur fagacité pour en faifir parfaitement les difféerences. Au refte c'eft à l'expérience à nous démontrer quel ufage on peut faire, fans s'égarer dans la pratique, de ces recherches quelquefois obfcures, fouvent peu utiles, & capables auffi d'arrêter le Médecin dans ſes opérations , ſuppoſé qu'il ſe livrât à ces ſortes de ſpéculations avec moins de réſerve que notre Auteur.

Nous conviendrons que le ſixiéme & dernier Mémoire ſur la maniere de conſerver l'eſpéce des Hommes bien faits, intéreſſe moins la Médecine que les précédens. Mais il ſuffit qu'il ſoit applicable au bien public, pour qu'il fixe l'attention de tous ceux qui exercent notre profeſſion.

Nous nous contenterons de dire , que l'on remarque dans cette partie de l'ouvrage, comme dans toutes les autres, l'imagination, les talens & les connoiſſances de l'Auteur, toujours dirigés en lui par l'envie d'éclairer les Hommes & de leur être utile. Fait à Paris le 23. Février 1760.

LE THIEULLIER l'aîné.

L. R. MARTEAU.

Oui le rapport de Messieurs Le Thieullier l'aîné & Marteau, commis par la Faculté pour examiner le Livre ci-dessus, je consens pour ladite Faculté que ce Livre soit imprimé. Fait à Paris ce 23. Février 1760.

BOYER, Chevalier de l'Ordre du Roi, Doyen de la Faculté de Médecine en l'U-niversité de Paris.

Cours de Parlement, Maîtres des Requêtes
ordinaires de notre Hôtel , Grand Conseil,
Prévôt de Paris , Baillifs , Sénéchaux, leurs
Lieutenans Civils , & autres nos Justiciers
qu'il appartiendra , S A L U T. Notre amé
Louis-Étienne Ganeau , Libraire à Paris ,
ancien Adjoint de sa Communauté , nous
a fait exposer qu'il désireroit faire imprimer
& donner au public un Ouvrage qui a pour
titre : *Mémoires Physiques & de Médecine ,
Essai sur l'Hydropisie , traduit de l'Anglois ;* s'il nous plaisoit lui accorder nos
Lettres de Privilege pour ce nécessaires. A
ces Causes, voulant favorablement traiter
l'Exposant, Nous lui avons permis & per-
mettons par ces Présentes de faire imprimer lesdits Ouvrages, autant de fois que bon
lui semblera, & de les vendre, faire vendre &
débiter par tout notre Royaume, *pendant six
années consécutives ,* à compter du jour de
la date des Présentes. Faisons défenses à
toutes personnes , de quelque qualité &
condition qu'elles soient , d'en introduire
d'impressions étrangeres dans aucuns lieux
de notre obéissance : comme aussi d'imprimer ou faire imprimer , vendre , faire vendre, débiter ni contrefaire lesdits Ouvrages,
ni d'en faire aucuns extraits , sous quelque
prétexte que ce soit , sans la permission
expresse & par écrit dud. Sr Exposant, ou de
ceux qui auront droit de lui , à peine de

confifcation des Exemplaires contrefaits, & de trois mille livres d'amende contre chacun des contrevenans , dont un tiers à Nous , un tiers à l'Hôtel-Dieu de Paris, & l'autre tiers audit Expofant, ou à celui qui aura droit de lui ; de tous dépens , dommages & intérêts : à la charge que ces Préfentes feront enregiftrées tout au long fur le Regiftre de la Communauté des Libraires & Imprimeurs de Paris , dans trois mois de la date d'icelles ; que l'impreffion defdits Ouvrages fera faite dans notre Royaume , & non ailleurs, en bon papier & beaux caracteres , conformément à la feuille imprimée & attachée pour modéle fous le contrefcel des Préfentes , que l'Impétrant fe conformera en tout aux Réglemens de la Librairie , & notamment à celui du 10. Avril 1723. qu'avant de les expofer en vente , les Manufcrits qui auront fervi de copie à l'impreffion defdits Ouvrages feront remis dans le même état où l'Approbation y aura été donnée ès mains de notre très - cher & féal Chevalier, Chancelier de France, le fieur DE LAMOIGNON : le tout à peine de nullité des Préfentes. Du contenu defquelles vous mandons & enjoignonsde faire jouir ledit Expofant ou fes ayans caufe pleinement & paifiblement & fans fouffrir qu'il leur foit fait aucun trouble ou empêchement. Voulons qu'à la copie des Préfentes,

qui fera imprimée tout-au-long au commencement ou à la fin desdits Ouvrages, foi foit
ajoutée comme à l'Original Commandons
au premier notre Huffier ou Sergent fur
ce requis, de faire pour l'exécution d'icelles
tous Actes requis & néceffaires, fans demander autre permiffion, nonobftant clameur
de Haro, Charte Normande, & Lettres à
ce contraires. Car tel eft notre plaifir. Donné à Verfailles, le dix-neuviéme jour du
mois d'Octobre, l'an de grace mil fept
cent cinquante neuf & de notre régne le
quarante-cinquiéme. Par le Roi en fon
Confeil, LE BEGUE.

*Regiftré fur le Regiftre quinze de la
Chamb. e Royale & Syndicale des Libraires
& mprimeurs de Paris, Fol. 23. conformément aux anciens Réglemens confirmés par
celui du 28. Février 1723. A Paris le 20.
Novembre 1759.*

S A U G R A I N , Syndic.

De l'Imprimerie de G I S S E Y.

ERRATA.

* 9 7 8 2 3 2 9 4 8 5 6 3 8 *